膵癌早期診断
実践ガイド

編 花田敬士
JA尾道総合病院消化器内科　診療部長，内視鏡センター長

文光堂

■編集
花田敬士　　　JA尾道総合病院消化器内科　診療部長，内視鏡センター長

■執筆者（執筆順）
柳澤昭夫　　　京都第一赤十字病院病理診断科　特別顧問
菅野　敦　　　東北大学大学院医学系研究科消化器病態学　講師
下瀬川　徹　　東北大学大学院医学系研究科消化器病態学　教授
高山敬子　　　東京女子医科大学消化器内科　准講師
清水京子　　　東京女子医科大学消化器内科　教授
幡丸景一　　　和歌山県立医科大学消化器内科
北野雅之　　　和歌山県立医科大学消化器内科　教授
古川　徹　　　東北大学大学院医学系研究科病理形態学分野　教授
花田敬士　　　JA尾道総合病院消化器内科　診療部長，内視鏡センター長
菊山正隆　　　がん・感染症センター東京都立駒込病院消化器内科　部長
神澤輝実　　　がん・感染症センター東京都立駒込病院　副院長
長谷部　修　　長野市民病院消化器内科　部長，副院長
佐々木民人　　県立広島病院消化器内科　部長
南　智之　　　JA尾道総合病院消化器内科　内科部長
蘆田玲子　　　大阪国際がんセンター検診部消化器検診科　副部長
井上　大　　　金沢大学附属病院放射線科
蒲田敏文　　　金沢大学附属病院　病院長
中島義博　　　川崎医科大学胆膵インターベンション講座　講師
吉田浩司　　　川崎医科大学胆膵インターベンション講座　准教授
林　毅　　　　手稲渓仁会病院消化器病センター　主任医長
真口宏介　　　手稲渓仁会病院消化器病センター　センター長
肱岡　範　　　国立がん研究センター中央病院肝胆膵内科　医長
佐々木健司　　JA尾道総合病院病理研究検査科　科長
上中　治　　　JA尾道総合病院放射線科（MRI室）　科長補佐
清水晃典　　　JA尾道総合病院消化器内科　内科部長
後藤佳登　　　九州大学大学院医学研究院臨床・腫瘍外科学
大塚隆生　　　九州大学大学院医学研究院臨床・腫瘍外科学　准教授
中村雅史　　　九州大学大学院医学研究院臨床・腫瘍外科学　教授
清水泰博　　　愛知県がんセンター中央病院　副院長・消化器外科部長
芹川正浩　　　広島大学病院消化器・代謝内科　講師
壷井智史　　　広島大学病院消化器・代謝内科
八隅秀二郎　　公益財団法人田附興風会医学研究所北野病院消化器センター内科　主任部長
深澤光晴　　　山梨大学医学部内科学講座第一教室　講師
依田芳起　　　山梨県厚生連健康管理センター　所長
坂本洋城　　　医療法人大植会葛城病院消化器内科　部長

刊行にあたって

　ご承知のように，「早期膵癌」というものの定義はまだない．非常に小さな膵癌が見つかって切除されることはあり，次第に経験も積み上げられているが，「早期」と言うからには再発がないか，格段に少ないものでなければならない．膵癌の場合は1cmで切除しても再発してしまうことがよくあり，何をもって早期と言えばよいのかいまだにわからない．上皮内癌の段階で診断すれば再発しないかというと，そうでもない．近年，診療の対象となることが増えたIPMNではhigh-grade dysplasiaで切除される例が結構多いが，やはり遠隔転移で再発するものがある．それでも再発は少ないから，上皮内癌をもって早期膵癌と言うことにすればよいのかも知れないが，残念ながら上皮内癌自体は画像診断で見つけることができない．

　筆者らは分枝型IPMNの症例で，通常型膵癌になっていくはずの上皮内癌を見つけ (Gastrointest Endosc. 1997；46(5)：447-449)，IPMNが通常型膵癌発生の前兆であり得ること，その診断の契機となることを報告した (Int J Pancreatol. 1997；22(3)：227-231)．しかし，これは小さな分枝型IPMNに対してもERCPをルーチンに行っていた時代に，ついでに採取した膵液を細胞診に出していたから遭遇した幸運であって，膵癌診断の契機としてIPMNをとらえ，数多くのIPMN併存膵癌例の集積にはつながったが，MRCPの発達した昨今ではおそらくなかった幸運である．

　このような八方塞がりの状況を何とか打破できないかと，膵癌早期診断研究会で進めてきた，切除の結果判明した微小膵癌を振り返って，どう診断すればよいかという症例に基づく検討の結果をまとめたのが，本書である．どこに注意して膵癌の精査を患者さんに勧めるべきかの基礎知識，診療で早期診断するためにはどういった所見に気を付けるべきかの実際，読者が自分でそれを習得するための症例提示，さらに，膵癌早期診断を目指して各地で行われている取り組みについて1章ずつを当て，研究会の中心的メンバーが具体例を挙げながらわかりやすく解説している．本書は，膵癌の早期診断のために今後何を詰めていくべきかを思い巡らす道標となる．

膵癌早期診断研究会顧問
下関市立市民病院
田中雅夫

はじめに

　膵癌は「早期癌」の概念がいまだ確立されていない．大半が「進行癌」で，罹患数・死亡数ともに増加しており，その予後は大変厳しい．私は1988年に膵胆道系の専門医を目指して医師となったが，実地臨床で厳しい現実に遭遇するたび，「なぜ膵癌は早期診断が困難なのか」と自問する日々が続いた．

　その後，1997年に広島大学病院から故郷のJA尾道総合病院への赴任が契機となり，地元の医療圏から膵癌早期診断の気運を高め，2007年に病診連携を生かした「膵癌早期診断プロジェクト」を発足することができた．2006年に発刊された膵癌診療ガイドラインに記載された危険因子に着目し，該当する症例に対して連携施設の先生方による検査（腹部USなど）の介入後，異常所見があれば中核施設にご紹介いただく流れを定着させた．粘り強い取り組みの結果，私自身ほとんど経験したことがなかったStage 0, Ⅰの症例が増加し，プロジェクト開始から約10年が経過した現在では，尾道市の膵癌患者の5年生存率は約20%と改善してきている．

　一方，早期診断症例の増加とともに，診断および治療上の問題点も同時に明らかとなってきた．そこで2014年，膵癌の早期診断に情熱を持って取り組んでいた消化器内科，外科，放射線科，病理の先生方を中心に，また田中雅夫先生を顧問に迎えて「膵癌早期診断研究会（JEDPAC）」を発足した．以降，年2回のペースで研究会は開催されている．貴重なStage 0, Ⅰ症例の徹底的な討論を通じて，症例の画像（特に膵管像）と病理所見の詳細な対比の重要性，合併症の懸念から近年敬遠されつつあった内視鏡的逆行性膵管造影（ERP）の価値が発信され，若手医師からも大変好評である．

　今後，膵癌早期診断体系の確立は，大げさに言えば国民的な課題とも言える．研究会で得られた知見および病診連携を生かした膵癌早期診断の取り組みの重要性を，中核施設のみならず，地域で活動する一般医家の先生方にも啓発したい．その思いをJEDPAC世話人のメンバーを中心に，一冊の手引き書として形にしたものが本書である．超多忙な日常業務の合間にご執筆いただいた先生方の思いを感じ，そして存分に臨床で生かしていただきたい．

　最後に，今回非常にタイムリーな企画をご提案いただいた文光堂の小柳　健氏に心から感謝申し上げるとともに，本書の内容が契機となり，膵癌の早期診断体系が確立され，一人でも多くの長期生存が得られることを願ってやまない．

JA尾道総合病院消化器内科
花田敬士

目　次

早期の膵癌（上皮内癌）の病理アトラス ……………………………………………… xx

第1章　膵癌早期診断のために必要な知識　　1

1. 膵癌の疫学 ……………………………………………………………………… 2
2. 膵癌の危険因子 ………………………………………………………………… 9
3. 膵嚢胞性病変（IPMNを含めて）と膵癌 ……………………………………… 16
4. 早期の膵癌の遺伝子学的特徴 ………………………………………………… 22
5. 早期診断に関する膵癌診療ガイドライン2016年版のポイント ………… 27

第2章　膵癌早期診断の実践　　33

1. かかりつけ医における実践
   - A 気を付けたい臨床徴候 ………………………………………………… 34
   - B 行うべき血液検査 ……………………………………………………… 38
   - C 腹部USのポイント …………………………………………………… 42
   - D 中核病院で精査すべき病態とは？ …………………………………… 46
2. 中核病院での画像検査と所見の特徴
   - A 膵精密US ……………………………………………………………… 50
   - B CT ………………………………………………………………………… 56
   - C MRI（MRCP） …………………………………………………………… 62
   - D EUS（観察） ……………………………………………………………… 70
   - E EUS-FNA ………………………………………………………………… 74
   - F ERCP …………………………………………………………………… 79

- **コラム** 膵液細胞診，EUS-FNA検体の判定 …………………………………… 83
- **コラム** MRI（MRCP）を用いた膵管撮像 ……………………………………… 85

第3章　早期診断された膵癌症例　　87

1 造影CTを契機に発見された膵上皮内癌 ……………………… 88
2 慢性膵炎の経過観察中に発見された多発性膵上皮内癌 ……… 92
3 検診でのCTを契機に発見された微小膵癌 …………………… 96
4 検診での腹部USを契機に発見された微小膵癌 ……………… 101

第4章　膵癌早期診断に向けての病診連携の取り組み　　105

1 尾道市医師会膵癌早期診断プロジェクト …………………… 106
2 大阪市北部早期膵癌プロジェクト …………………………… 112
3 山梨県の実践 …………………………………………………… 116
4 岸和田葛城プロジェクト ……………………………………… 120

索　引 ………………………………………………………………… 126

主な検査略語一覧

CT	コンピュータ断層撮影［法］	computed tomography
ENPD	内視鏡的経鼻膵管ドレナージ	endoscopic nasopancreatic drainage
ERCP	内視鏡的逆行性膵胆管造影［法］	endoscopic retrograde cholangiopancreatography
ERP	内視鏡的逆行性膵管造影［法］	endoscopic retrograde pancreatography
EUS	超音波内視鏡検査［法］	endoscopic ultrasonography（endosonography）
EUS-FNA	超音波内視鏡下吸引針生検，超音波内視鏡下穿刺術	endoscopic ultrasound-guided fine needle aspiration
MDCT	マルチスライスCT，多検出器CT	multidetector row CT
MRCP	磁気共鳴胆管膵管造影［法］	magnetic resonance cholangiopancreatography
MRI	磁気共鳴画像［法］	magnetic resonance imaging
PET	陽電子放出断層撮影，ポジトロンCT	positron emission tomography
SPACE	連続膵液細胞診	serial pancreatic juice aspiration cytologic examination
US	超音波検査［法］	ultrasonography

巻頭カラー

第2章-1-D 中核病院で精査すべき病態とは？

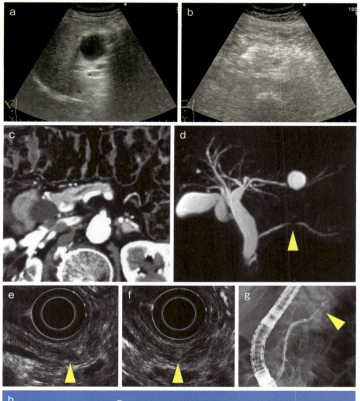

図2 膵上皮内癌の症例（49頁）

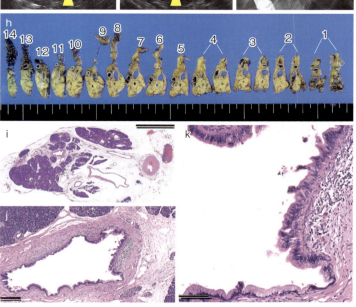

膵癌家族歴あり．検診目的の腹部USで総胆管拡張を認めた（a）．膵臓の描出は不良であった（b）．造影CTでは膵腫瘤は指摘できなかった（c）．MRCPでは膵体部に限局性主膵管狭窄を認めた（d：▲）．EUSでは膵体部で主膵管の狭小化を認め（e：▲），周囲には限局性脂肪置換をうかがわせる高エコー領域を認めた（f：▲）．ERCPでは膵体部に主膵管狭窄を認め（g：▲），SPACEを施行し陽性．膵上皮内癌の診断の下，膵体尾部切除術を施行（h）．病理組織学的に膵上皮内癌と診断された（i～k）．

第2章-2-C MRI（MRCP）

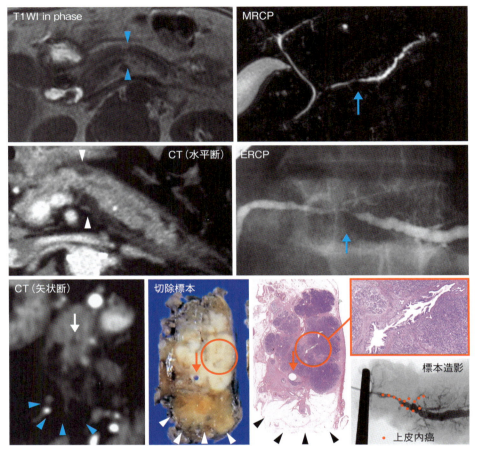

図1 上皮内癌（主膵管狭窄）（63頁）

65歳男性．急性膵炎を契機に受診．T1WIで，膵体部膵実質に脂肪変性を示唆する高信号域が入り込んでいた（▲）．MRCP・ERCPでは，主膵管狭窄（↑）および上流膵管拡張を認めた．切除標本では狭窄部近傍主膵管（↑）および分枝膵管に上皮内癌（○）を認め，周囲に著明な脂肪変性を認めた（▲）．CTでも膵管狭窄部（↑）周囲は脂肪変性（▲）を示唆する低吸収域となっていた．

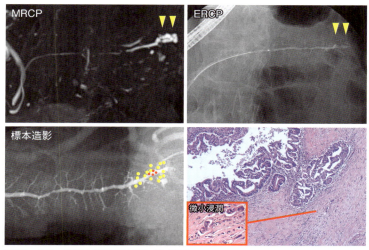

図2　T1a膵癌（分枝拡張）（64頁）

65歳男性．糖尿病で通院中に膵酵素軽度高値を指摘．MRCP・ERCPで膵尾部分枝異常を認め（▲），同部の洗浄細胞診で腺癌細胞を認めたため，膵体尾部切除術を施行．切除標本では拡張した分枝内に上皮内癌（●）を認め，一部に微小浸潤（●）を認めた．

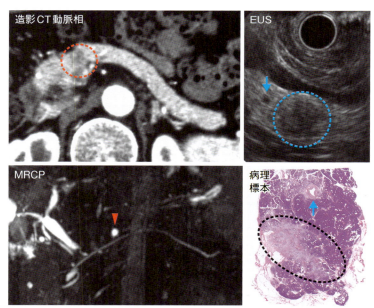

図3　主膵管異常を伴わないTS1膵癌（17mm）（65頁）

65歳女性．造影CTでは動脈相で膵体部に造影不良域（○）を認めるが，尾側膵管の拡張はなく，MRCPでも小囊胞（▲）を認めるのみで，膵管癌を疑う主膵管狭窄はなし．EUSでは門脈近傍に辺縁不整な低エコー腫瘤（○）として描出されており，主膵管（↑）とは少し離れている．病理標本においても主膵管内に腫瘍細胞を認めず，浸潤癌（○）と主膵管（↑）の間に正常な腺房組織を認めていた．MRCPで認められた囊胞内には腫瘍性病変は認められなかった．

TS：tumor size（腫瘍の大きさ），TS1：腫瘍径≦20mm

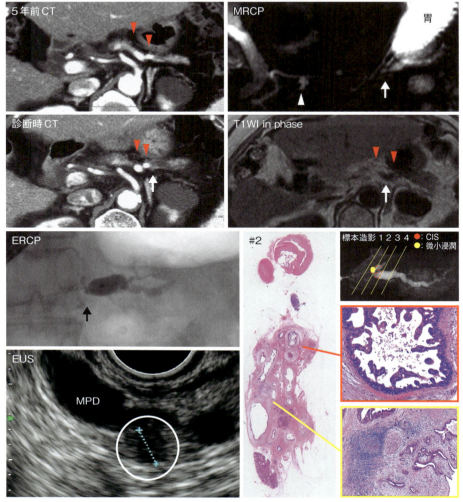

図4 限局性脂肪変性を伴ったT1a膵癌(66頁)

75歳女性．肝細胞癌術後．膵癌診断の5年前のCTで膵体部膵実質が著明に萎縮．膵癌診断時のT1WIでも膵体部膵実質に脂肪変性を示唆する高信号域が入り込んでいた(▲)．CTでは同部尾側の主膵管の拡張を認め(↑)，EUSで狭窄部周囲に低エコー域を認めた(○)．MRCP・ERCPでは体部主膵管狭窄(↑)および上流膵管拡張を認めた(MRCPでは陰性造影剤を服用していなかったため，胃液が描出され不明瞭となっている)．切除標本では狭窄部上流の分枝膵管・主膵管内に上皮内癌を認めた．狭窄部周囲に微小浸潤および線維化を認め，同部をEUSで腫瘤として描出されたもの(○)と考えられる．周囲膵実質は著明な萎縮・脂肪変性を伴っていた．また，MRCPで頭部側に分枝拡張を認め，IPMNの合併が疑われる(▲)．

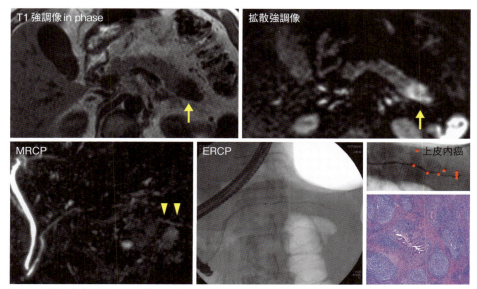

図7　膵炎合併上皮内癌（69頁）

65歳男性．T1WI in phaseで膵尾部に低信号の腫瘤性病変を認めた（↑）．同部はDWIで拡散障害を認めた（↑）．MRCPでは主膵管は不明瞭で（▲），ERCPにおいてもわずかな口径不同や分枝異常を認めるのみで，主膵管狭窄は認められなかった．SPACEで異型細胞を認めたため，膵体尾部切除を施行．術後標本で主膵管および分枝膵管内に上皮内癌を認め，周囲にはリンパ濾胞を多数認めた．これら炎症に伴うリンパ濾胞がMRIで腫瘍として描出されたものと思われる．

第2章-2-D　EUS（観察）

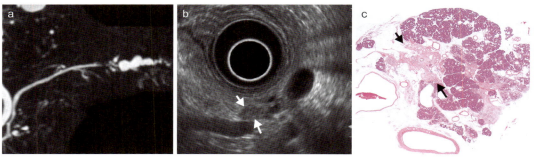

図3　上皮内癌例のEUS所見（72頁）

a：MRCP．膵体尾部主膵管に限局性の狭窄を認める．
b：EUS．主膵管狭窄近傍に境界やや不明瞭な低エコー域を認める（↑）．
c：病理組織．分枝膵管内に上皮内癌がみられ，その周囲に腺房脱落と線維化がみられる（↑）．

第2章-2-E EUS-FNA

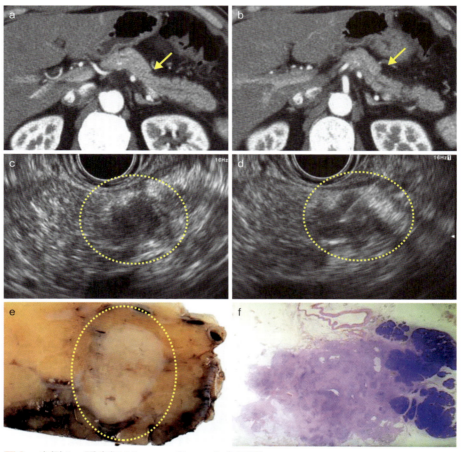

図2 症例1：腫瘍径10mm, Stage I（77頁）
a, b：膵尾部の主膵管は軽度拡張し，膵体部で途絶（↑）を認めるが，同部に明らかな腫瘍は認めない．
c：EUSにて境界明瞭，辺縁不整の10mm大の腫瘤（◯）を認める．
d：22GにてEUS-FNAを施行した（◯）．
e：割面像．膵内に10mm大の白色結節（◯）を認める．
f：病理像．膵内にとどまるStage I膵癌であった．

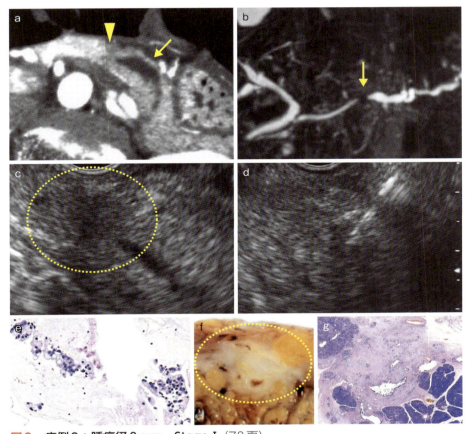

図3 症例2：腫瘍径8mm, Stage I（78頁）

a：膵尾部の主膵管は拡張（↑）し，膵体部で途絶（▲）を認める．同部に明らかな腫瘍は認めない．
b：MRCP像．5mm長の膵管途絶（↑）を認める．
c：EUSにて境界明瞭，辺縁不整の6mm大の腫瘤（○）を認める．
d：22GにてEUS-FNAを施行した．
e：セルブロック．Class Vの診断．膵内に10mm大の白色結節を認める．
f：割面像．膵内に10mm大の白色結節を認める（○）．
g：病理像．膵内にとどまるStage I 膵癌であった．

第2章-コラム　膵液細胞診，EUS-FNA検体の判定

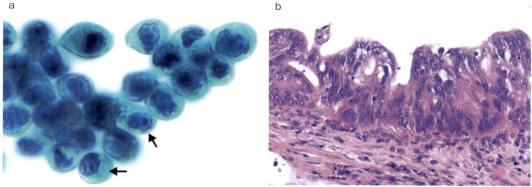

図1　上皮内癌の膵液細胞像と病理組織像（83頁）
a：膵液細胞診では，クロマチンの増量と不均等分布を認める（↑）．
b：主膵管腔へ低乳頭状に増殖する腫瘍組織を認める．

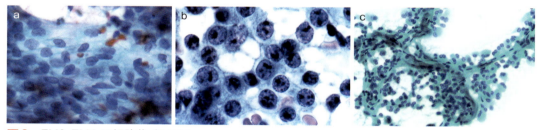

図2　EUS-FNAの細胞像（84頁）
a：高分化膵管癌．核配列の乱れと核形不整が明瞭である．
b：SPN．樹枝状の血管と類円形細胞とが偽乳頭状配列を示す．
c：神経内分泌腫瘍．核は類円形でsalt-and-pepper状のクロマチンを持つ．

第3章-❶　造影CTを契機に発見された膵上皮内癌

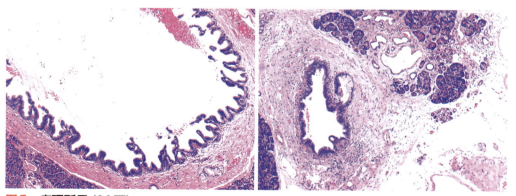

図5　病理所見（90頁）
膵体部主膵管においてPanIN-3の上皮を認めた．分枝膵管においてもPanIN-3を認めているが，周囲膵実質の萎縮，脂肪置換の所見を認めた．

第3章-❷ 慢性膵炎の経過観察中に発見された多発性膵上皮内癌

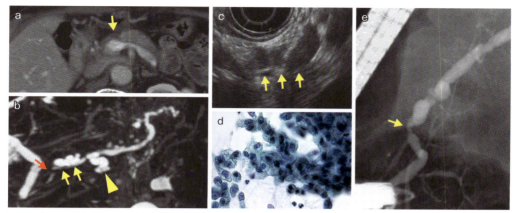

図1 画像および細胞診の所見（93頁）
a：腹部造影CT検査．門脈前面で膵頭体部移行部（膵頸部）主膵管拡張を認め，同部の膵実質は萎縮している（↑）が，明らかな腫瘍性病変は指摘されない．
b：MRCP検査．膵頸部で膵管狭窄を認め（↑），尾側膵管の拡張を認める（↑）．膵体部に分枝型IPMNを認める（▲）．
c：EUS検査．膵頸部から主膵管の拡張を認めるが，狭窄部および腫瘍性病変は同定できなかった（↑）．
d, e：ERP検査．膵頸部に限局性の狭窄を認める（↑）．セクレチン投与下SPACEおよびENPD下SPACEで腺癌（d）を認めた．

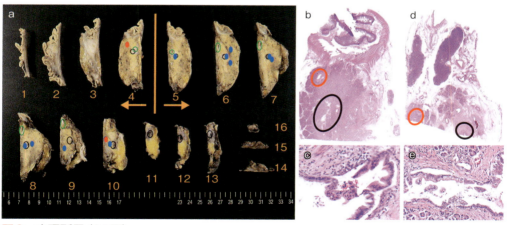

図2 病理所見（94頁）
○…CBD：common bile duct（総胆管）
○…MPD：main pancreatic duct（主膵管）
●…LG-PanIN：low-grade pancreatic intraepithelial neoplasia（膵上皮内腫瘍性病変）
●…Ca：carcinoma（癌成分）
a：摘出標本のマッピング像．異型の弱いLG-PanINが散見して認められた．割面10～13では膵実質の萎縮，脂肪変性を認めた．割面10が画像上狭窄部に相当するが，主膵管表面に悪性病変は認めなかった．
b, d：それぞれ割面4，割面10の組織像．ともに主膵管（○）からやや離れた分枝膵管に膵上皮内癌（○）を認めた．
c, e：それぞれ割面4，10の膵上皮内癌の強拡大像である（ヘマトキシリン・エオジン染色）．

第3章-❸ 検診でのCTを契機に発見された微小膵癌

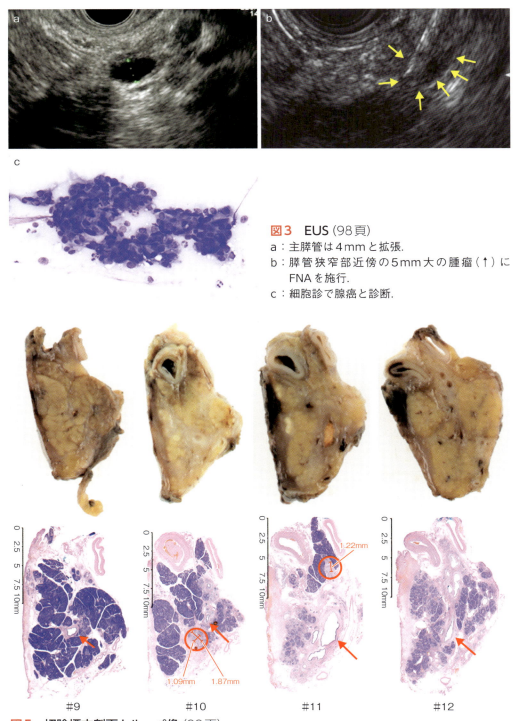

図3 EUS (98頁)
a：主膵管は4mmと拡張.
b：膵管狭窄部近傍の5mm大の腫瘤（↑）にFNAを施行.
c：細胞診で腺癌と診断.

図5 切除標本割面とルーペ像 (99頁)
↑：主膵管，◯：膵実質浸潤

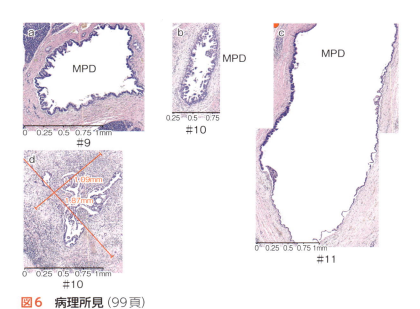

図6 病理所見（99頁）
a～c：切片9～11 主膵管（MPD），d：切片10 浸潤部

第3章-❹ 検診での腹部USを契機に発見された微小膵癌

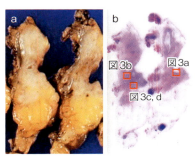

図2 病理所見（103頁）
a：病変部の切り出し図
b：ルーペ像（a, b, c, dは図3に対応）

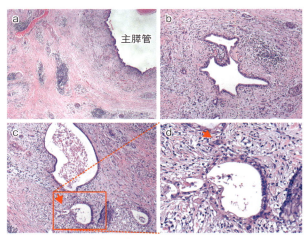

図3 図2bの拡大写真（103頁）
a：主膵管周囲の線維化（40倍）
b：分枝膵管の上皮内癌（100倍）
c：基底膜の不明瞭化（↑：100倍）
d：微小浸潤部（↑：200倍）

早期の膵癌（上皮内癌）の病理アトラス

　浸潤性膵管癌の発生過程は大腸癌の発生過程と類似し，*de novo* と adenoma-carcinoma sequence があることが明らかになってきた（図1）．後者は，膵管内乳頭粘液性腫瘍（intraductal papillary mucinous neoplasm：IPMN）由来の癌であり，多くの報告がなされている．前者は，言うまでもなく通常よく経験される進行性膵管癌の過程である．良好な予後が期待される早期の膵癌を発見するためには，前者の過程で上皮内癌をいかに発見するかである．膵上皮内癌は，言うまでもなく病理組織学的に診断され，その組織像は重要である．

　ここでは，IPMN 由来の癌を除く，*de novo* の上皮内癌の組織像を提示し，どのような組織像を上皮内癌と診断するかを提示する．

　図2～15に示すa～cはいずれも同一膵管内の連続性の病変である．また，左下のバーはいずれも100μmである．

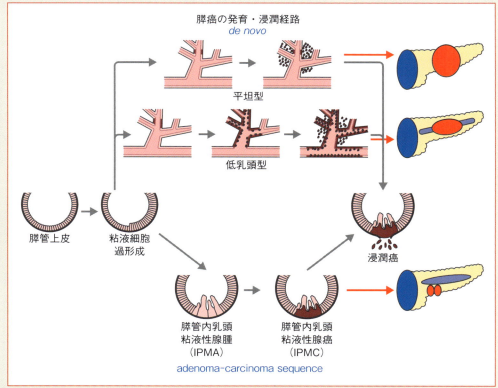

図1　浸潤性通常型膵管癌に至る経路 *de novo* carcinoma と adenoma-carcinoma sequence
de novo から浸潤癌への経路には平坦型と低乳頭型がある．adenoma-carcinoma sequence から浸潤癌への経路は，IPMN を経て浸潤癌に至るものである．

早期の膵癌（上皮内癌）の病理アトラス

図2　上皮内癌

図2bは，間質を伴わない乳頭状増殖を示す構造（↑），不規則な腺管構造（↑），細胞異型，核の極性の乱れ，↑部に非腫瘍性病変と異型上皮とのフロントが観察されることより，上皮内癌と診断する．図2aはこの異型上皮と連続する構造異型の目立たない異型上皮である．細胞を観察すると，核の大きさ・形状は，図2bで観察される細胞とよく類似しており，同一の異型細胞で形成されていることがわかる．したがって，この異型上皮は，構造異型の認められない上皮であるが，細胞の形状より癌と診断される．癌は極性の乱れがあり，癌と非腫瘍性上皮との相違は，核の大きさが異なることがわかる．

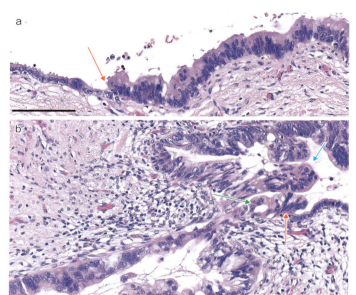

図3　構造異型の弱い上皮内癌

ごく一部に構造異型の目立つ乳頭性増殖が観察される，構造異型の弱い上皮内癌である．図3bのごく一部に非腫瘍性細胞と推察される細胞が観察される（↑）．異型細胞と比較し，核が小さく，比較的均一に配列していることが観察される．

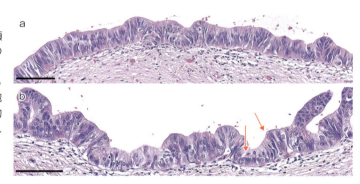

図4　構造異型がみられる上皮内癌

図4a〜cは同一膵管内にみられた連続した病変である．図4cは極性の乱れが目立たない紡錘形を示す異型細胞よりなっているが，細胞異型，構造異型より，癌と診断する．図4a，bは図4cより異型が弱いが，同一細胞よりなっており，癌と診断する．

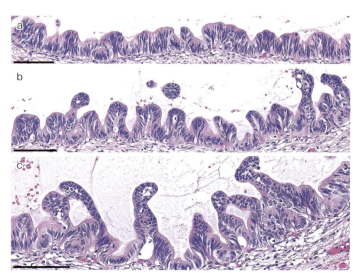

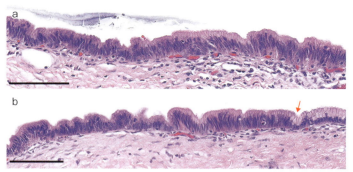

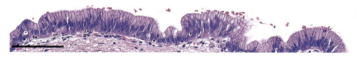

図5 構造異型，細胞異型ともに弱い平坦構造の上皮内癌

図5a, bは，構造異型，細胞異型ともに弱い平坦構造の上皮内癌である．↑部に腫瘍と非腫瘍との境界が認められる．この異型上皮は，構成している細胞が図4aを構成している細胞とよく類似しており，癌と診断できる．非腫瘍部と比較すると細胞密度が高く，粘液の比較的豊富な細胞と粘液をほとんど有さない細胞が混在して，核も大きく，やや極性の乱れも観察され，細胞異型もみられる．

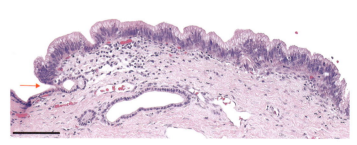

図6 上皮内癌との鑑別が問題となる粘液の豊富な細胞よりなる異型上皮

上皮内癌との鑑別が問題となる，粘液の豊富な細胞よりなる異型上皮である．図5a, bの上皮内癌と診断される一部の上皮とよく類似している．両者の相違点は，図6の核は基底側にやや規則正しく配列していること，粘液が豊富であることが観察されるが，ある一点のみで診断するのは難しい．このような病変を正しく診断するには，腺管を構成する全体の上皮を観察し，診断することが重要である．

図7 境界明瞭な非癌上皮

図7は，粘液細胞過形成と非過形成部で境界明瞭（↑）ないずれも非癌上皮である．粘液細胞過形成にはこのような境界がよく観察される．この粘液細胞過形成上皮は遺伝子分析により，癌遺伝子Ki-rasの点突然変異が高頻度にみられ，遺伝子分析の立場からは腫瘍とされる．病理総論的には，長年の経験より，経過やほかの観察より悪性腫瘍の特徴はなく，過形成と診断される．

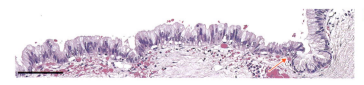

図8 豊富な粘液を有する細胞よりなる上皮内癌

紡錘形の小型核を有する細胞よりなるが，極性の乱れが著明で，非腫瘍部と比較して核も大きいことが観察される．↑左側は癌である．

図9〜11　丈の低い乳頭状増殖を示す上皮内癌

いずれも1層に配列する細胞よりなる丈の低い乳頭状増殖が観察される．構成している細胞のN/C比は高く，大小不同が目立ち，癌と診断される．

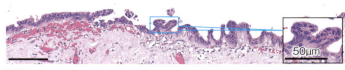

図9

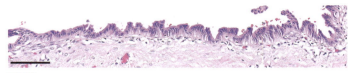

図10

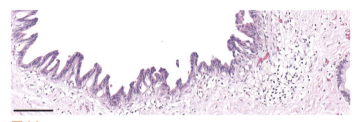

図11

図12　やや丈の高い乳頭状増殖を示す上皮内癌

豊富な間質を伴っている乳頭状増殖が観察される．上皮を構成している細胞は図9〜11とよく類似し，異型が強い．

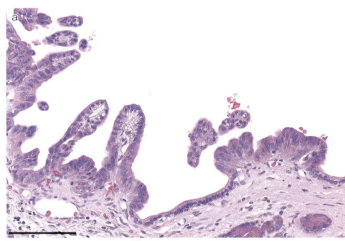

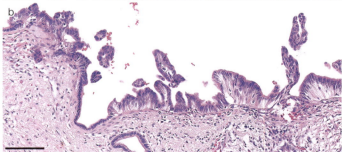

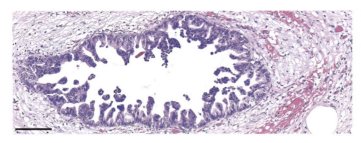

図13 やや丈の高い乳頭状増殖を示す上皮内癌

間質をほとんど伴わない乳頭状増殖が観察される．上皮を構成している細胞は 図9〜11 とよく類似し，異型が強い．

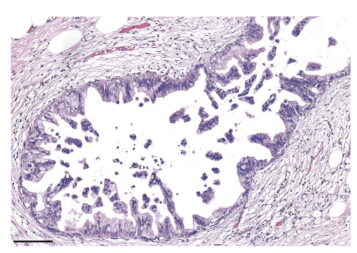

図14 丈の低い乳頭状増殖とやや丈の高い乳頭状増殖が混在する上皮内癌

間質をほとんど伴わない乳頭状増殖が一部に観察される．上皮を構成している細胞はいずれも粘液が豊富であるが，核異型が目立つ．

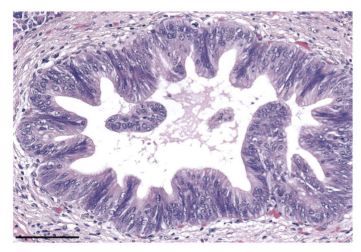

図15 丈の低い乳頭状増殖よりなる上皮内癌

間質をほとんど伴わない丈の低い乳頭状増殖を認める．構成している細胞は比較的均一であるが，細胞は密に配列し，核異型が目立つ．

（柳澤昭夫）

第1章

膵癌早期診断のために必要な知識

第I章　膵癌早期診断のために必要な知識

膵癌の疫学

1. はじめに

- 日本において，新たに診断されたがん症例は862,452例（2013年），がんによる死亡数は370,346例（2015年）と増加傾向にある[1]．
- 2015年のがん死亡率は男性359.7，女性234.6（人口10万人あたり）である[1]．

2. 分類

- 膵癌取扱い規約 第7版によると，膵腫瘍は，A．外分泌腫瘍，B．神経内分泌腫瘍，C．併存腫瘍，D．分化方向の不明な上皮性腫瘍，E．分類不能，F．その他，に分類される[2]．
- A．外分泌腫瘍は，1．漿液性囊胞腫瘍，2．粘液性囊胞腫瘍，3．膵管内腫瘍，4．浸潤性膵管癌，5．腺房細胞腫瘍に分類され，それぞれさらに細分化されている[2]（表1）．
- 2007年の膵癌登録のデータによると，浸潤性膵管癌2,590例の内訳は，管状腺癌が2,442例（94.3％），乳頭腺癌2.0％，低分化腺癌1.1％，腺扁平上皮癌0.18％，粘液癌0.11％，退形成癌0.7％である[3]．

3. 膵癌罹患数・罹患率（2013年）

a. がん罹患数

- 男性のがん罹患数は，1位：胃90,851例，2位：肺75,742例，3位：大腸74,881例（結腸46,806例，直腸28,075例），4位：前立腺74,861例，5位：肝臓27,335例，6位：食道19,171例，7位：膵臓18,476例であり，膵臓は第7位である[1]（図1a）．
- 女性のがん罹患数は，1位：乳房76,839例，2位：大腸56,508例（結腸40,895例，直腸15,613例），3位：胃41,042例，4位：肺36,095例，5位：子宮24,099（子宮頸部10,520例，子宮体部13,004例，その他575例），6位：膵臓16,361例であり，膵臓は第6位である[1]（図1b）．
- 男女を合計した全体のがん罹患数は，1位：胃131,893例，2位：大腸131,389例（結腸87,701例，直腸43,688例），3位：肺111,837例，4位：乳房76,839例，5位：前立腺74,861例，6位：肝臓40,938例，7位：膵臓34,837例であり，膵臓は第7位である[1]（図1c）．

表1 膵腫瘍の組織型分類

A. 外分泌腫瘍	1. 漿液性腫瘍	漿液性嚢胞腺腫（SCA） 漿液性嚢胞腺癌（SCC）
	2. 粘液性嚢胞腫瘍	粘液性嚢胞腺腫（MCA） 粘液性嚢胞腺癌（MCC），非浸潤性（noninvasive） 粘液性嚢胞腺癌（MCC），浸潤性（invasive）
	3. 膵管内腫瘍	膵管内乳頭粘液性腫瘍（IPMNs） 膵管内管状乳頭腫瘍（ITPNs） 膵上皮内腫瘍性病変（PanIN）
	4. 浸潤性膵管癌	腺癌 腺扁平上皮癌 粘液癌 退形成癌
	5. 腺房細胞腫瘍	腺房細胞嚢胞腺腫（ACA） 腺房細胞癌（ACC）
B. 神経内分泌腫瘍	1. 神経内分泌腫瘍（NETs, G1, G2, G3） 2. 神経内分泌癌（NEC）	
C. 併存腫瘍		
D. 分化方向の不明な上皮性腫瘍	1. 充実性偽乳頭状腫瘍（SPN） 2. 膵芽腫	
E. 分類不能		
F. その他		

（文献2）より引用改変）

b. がん罹患率

- 男性のがん罹患率（人口10万人あたり）は，1位：胃146.7，2位：肺122.3，3位：大腸121.0（結腸75.6，直腸45.3），4位：前立腺120.9，5位：肝臓44.2，6位：食道31.0，7位：膵臓29.8である[1]（図2a）．

- 女性のがん罹患率（人口10万人あたり）は，1位：乳房117.5，2位：大腸86.4（結腸62.5，直腸23.9），3位：胃62.8，4位：肺55.2，5位：子宮36.9（子宮頸部16.1，子宮体部19.9，その他0.9），6位：膵臓25.0である[1]（図2b）．

- 男女を合計した全体のがん罹患率（人口10万人あたり）は，1位：前立腺120.9，2位：乳房117.5，3位：胃103.6，4位：大腸103.2（結腸68.9，直腸34.3），5位：肺87.9，6位：子宮36.9（子宮頸部16.1，子宮体部19.9，その他0.9），7位：肝臓32.2，8位：膵臓27.4である[1]（図2c）．

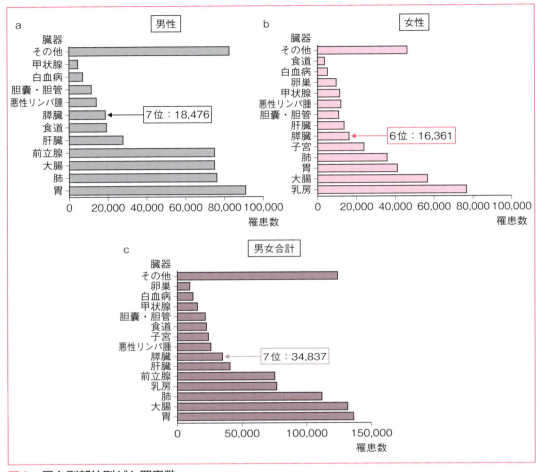

図1 男女別部位別がん罹患数
男性の膵癌罹患数は18,476例で，臓器別順位は7位である．女性の膵癌罹患数は16,361例で，臓器別順位は6位である．男女合計の膵癌罹患数は34,837例で，臓器別順位は7位である．

(文献1)より引用改変)

4. 膵癌死亡数・死亡率（2015年）

a. がん死亡数

- 男性のがん死亡数は，1位：肺53,208例，2位：胃30,809例，3位：大腸26,818例（結腸17,063例，直腸9,755例），4位：肝臓19,008例，5位：膵臓16,186例であり，膵臓は第5位である[1]（図3a）．
- 女性のがん死亡数は，1位：大腸22,881例（結腸17,275例，直腸5,606例），2位：肺21,170例，3位：胃15,870例，4位：膵臓15,680例であり，膵臓は第4位である[1]（図3b）．
- 男女を合計した全体のがん死亡数は，1位：肺74,378例，2位：大腸49,699

1 膵癌の疫学

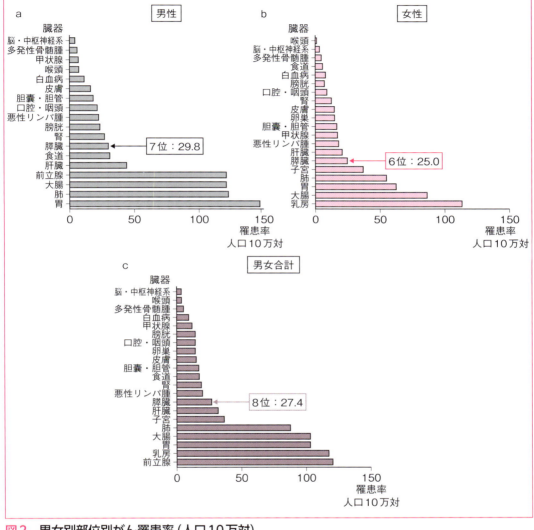

図2 男女別部位別がん罹患率（人口10万対）
男性の膵癌罹患率（人口10万対）は29.8で、臓器別順位は7位である．女性の膵癌罹患率（人口10万対）は25.0で、臓器別順位は6位である．男女合計の膵癌罹患率（人口10万対）は27.4で、臓器別順位は8位である．
（文献1）より引用改変）

例（結腸34,338例，直腸15,361例），3位：胃46,679例，4位：膵臓31,866例であり，膵臓は第4位である[1]（図3c）．

b．がん死亡率

- 男性のがん死亡率（人口10万人あたり）は，1位：肺87.2，2位：胃50.5，3位：大腸44.0（結腸28.0，直腸16.0），4位：肝臓31.1，5位：膵臓26.5であ

第1章 膵癌早期診断のために必要な知識

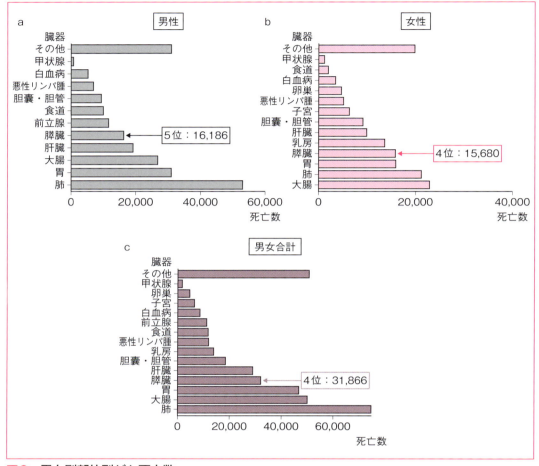

図3　男女別部位別がん死亡数
男性の膵癌死亡数は16,186例で，臓器別順位は5位である．女性の膵癌死亡数は15,680例で，臓器別順位は4位である．男女合計の膵癌死亡数は31,866例で，臓器別順位は4位である．

（文献1）より引用改変）

る[1]（**図4a**）．
- 女性のがん死亡率（人口10万人あたり）は，1位：大腸35.6（結腸26.9，直腸8.7），2位：肺32.9，3位：胃24.7，4位：膵臓24.4である[1]（**図4b**）．
- 男女を合計した全体のがん死亡率（人口10万人あたり）は，1位：肺59.4，2位：大腸39.7（結腸27.4，直腸12.3），3位：胃37.2，4位：膵臓25.4である[1]（**図4c**）．
- 膵癌の10年相対生存率は4.9％であり，全てのがんの中で最も予後が不良である[4]（**表2**）．

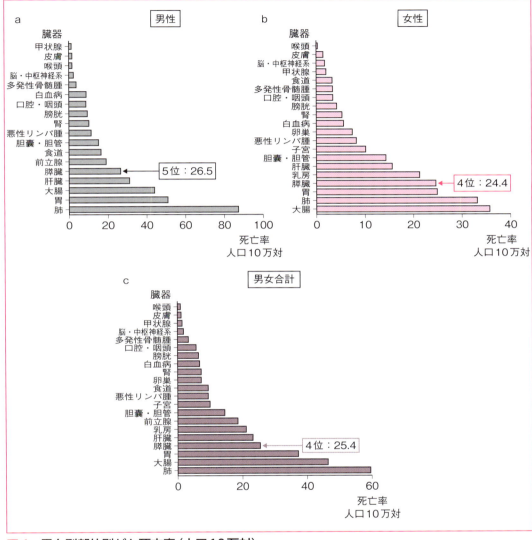

図4 男女別部位別がん死亡率（人口10万対）
男性の膵癌死亡率（人口10万対）は26.5で，臓器別順位は5位である．女性の膵癌死亡率（人口10万対）は24.4で，臓器別順位は4位である．男女合計の膵癌死亡率（人口10万対）は25.4で，臓器別順位は4位である．
(文献1)より引用改変)

5. 早期に診断された膵癌

- 早期に診断された膵癌の割合は少なく，Stage 0およびStage 1で診断された膵癌は，全体の約2%にすぎない．膵癌の予後を改善させるためには，膵癌を早期に診断できるシステムを構築する必要がある[5]．

（菅野　敦・下瀬川　徹）

表2　がんの臓器別10年相対生存率

順位	臓器	10年生存率(%)	順位	臓器	10年生存率(%)
1	甲状腺	90.9	9	胃	69.0
2	前立腺	84.4	10	腎・尿管	62.8
3	子宮体部	83.1	11	卵巣	51.7
4	乳房	80.4	12	気管・肺	33.2
5	子宮頸部	73.6	13	食道	29.7
6	喉頭	71.9	14	胆嚢・胆道	19.7
7	膀胱	70.3	15	肝臓	15.3
8	大腸	69.8	16	**膵臓**	**4.9**

（文献4）より引用改変）

文献

1) 国立がん研究センターがん情報サービス「最新がん統計」http://ganjoho.jp/reg_stat/statistics/stat/summary.html
2) 日本膵臓学会（編）. 膵癌取扱い規約 第7版. 金原出版，2016，64-65頁
3) 田中雅夫ほか. 膵癌登録報告2007. 膵臓．2007；22(1)：e1-e427
4) 全がん協加盟施設の生存率協同調査「全がん協部位別臨床病期別10年相対生存率」http://www.gunma-cc.jp/sarukihan/seizonritu/seizonritu2007.html
5) 菅野　敦ほか. 膵癌早期診断の現状―膵癌早期診断研究会における多施設研究の結果をもとに―. 膵臓．2017；32(1)：16-22

膵癌の危険因子

- 膵癌の危険因子は，年齢・家族歴などの遺伝的背景，生活習慣病（糖尿病・肥満など），嗜好歴（喫煙・飲酒など），膵管内乳頭粘液性腫瘍（intraductal papillary mucinous neoplasm：IPMN）などである[1〜3]（表1）.
- 危険因子を有する場合には膵癌発症を念頭に置きスクリーニングを定期的に行うことが望ましく，特に複数有する場合は膵癌の高リスク群として検査を行うことが提案されている．
- 膵癌の高リスク群では，被検者の不安を煽らないよう心理的な配慮が必要である．

1. 家族歴

- 膵癌患者で家族歴に膵癌がある頻度は，海外では3〜10％，本邦では3〜9％との報告がある[4]．
- 近親者に膵癌患者が多いほど膵癌の発生リスクは増加する．
- 家族歴を聴取する際は，膵癌患者の有無だけでなく，血縁の近さ・膵癌患者数・膵癌の発症年齢を聴くことが大切である．
- 家族性膵癌は第一度近親者（親・兄弟姉妹・子）に2人以上の膵癌罹患者がいる家系に発生した膵癌で，後述する遺伝性膵癌症候群を除外したものと定義される．
- 家族性膵癌家系での膵癌の標準化罹患比は6.79倍で，第一度近親者内の膵癌罹患者の人数が多いほど増加する（表2）[5]．
- 家族性膵癌家系では50歳未満の若年発症の膵癌罹患者がいる場合，膵癌の罹患リスクが6.79倍から9.31倍へ増加することや，第二度近親者内に膵癌罹患者が多いことが報告されている．
- 家族性膵癌は乳癌の癌抑制遺伝子である*BRCA1/2*，*PALB2*（*partner and localizer of BRCA2*）などが関連遺伝子の候補として挙げられており，海外ではこれらの生殖細胞系変異は，*BRCA1/2*は家族性膵癌の6〜17.2％，*PALB2*は1〜3.1％に認められている[6]．
- 第一度近親者に2人以上の膵癌罹患者がいる場合は，膵癌の高リスク群としてスクリーニングを定期的に行うことが望ましい．
- 膵癌患者の約半数に癌の家族歴があり，約20％で癌の家族が2人以上いるとの報告がある．これらの癌で多いものは胃癌（18.1％）・大腸癌（10.1％）・膵

第1章 膵癌早期診断のために必要な知識

表1 膵癌の危険因子

危険因子			膵癌リスク
家族歴	家族性膵癌		6.79倍 第一度近親者内の膵癌患者数により4.5〜32倍 家族の膵癌発症が50歳未満では9.31倍
	散発性膵癌		1.70〜2.41倍
	膵癌以外の悪性疾患		1.5倍
遺伝性疾患	遺伝性膵癌症候群		4.7〜132倍
	疾患名	関連遺伝子	
	遺伝性膵炎	PRSS1, SPINK1	60〜87倍
	遺伝性乳癌卵巣癌症候群（HBOC）	BRCA1/2	3.5〜10倍
	Peutz-Jeghers症候群（PJS）	STK11/LKB1	132倍
	家族性異型多発母斑黒色腫症候群（FAMMM）	CDKN2A/p16	13〜39倍
	家族性大腸ポリポーシス（FAP）	APC	4〜5倍
	遺伝性非ポリポーシス大腸癌（HNPCC, Lynch症候群）	hMSH2, hMLH1など	4.7〜8.6倍
合併疾患	糖尿病		1.47〜5.38倍，**表4**参照
	肥満		20歳代にBMI 30 kg/m² 以上の男性では3.5倍
	慢性膵炎		診断から2〜4年は14.6倍，5〜16年は4.8倍
	IPMN		分枝型で年間1.1〜2.5%
	膵嚢胞		3倍
嗜好	喫煙		1.68倍，喫煙本数と相関，禁煙期間と逆相関
	飲酒		エタノール換算37.5g/日以上で1.22倍
その他	職業		塩素化炭化水素曝露で2.21倍
	血液型		O型以外は1.33〜2.42倍
	胃潰瘍		1.83倍
	HBV		HBs抗原陽性でHBe抗原またはHBV-DNA陽性の場合2.44〜5.73倍

BMI：body mass index（肥満度指数），HBV：hepatitis B virus（B型肝炎ウイルス），HBs抗原：hepatitis B surface antigen（B型肝炎表面抗原），HBe抗原：hepatitis B e antigen（B型肝炎e抗原）

（文献1〜3）より引用改変）

癌（8.7%）・乳癌（5.2%）・肺癌（4.2%）・肝癌（4.2%）などである[4]．
● 家族性膵癌の実態を明らかにし，早期診断・治療の研究に役立てるため，家族性膵癌登録制度（http://jfpcr.com/）が設立されている．

表2 家族性膵癌家族の膵癌罹患リスク

膵癌に罹患した 第一度近親者数	標準化罹患比	95%CI
3人以上	32.0	10.4～74.7
2人	6.4	1.8～16.4
1人	4.5	0.54～16.3
一般人口	1	

CI：信頼区間（confidence interval）

（文献5）より引用改変）

表3 本邦の遺伝性膵炎家系における膵癌発生

遺伝子変異	膵癌がみられた 家系数
PRSS1遺伝子変異陽性	4/25（16.0%）
p.R122H	3/16（18.8%）
p.N29I	1/7（14.3%）
SPINK1遺伝子変異陽性	4/17（23.5%）
p.N34S	2/9（22.2%）
IVS3+2T>C	2/5（40.0%）
PRSS1とSPINK1遺伝子変異なし	4/17（23.5%）

（文献8, 9）より引用改変）

2. 遺伝性疾患

- 遺伝性膵癌症候群とは特定の原因遺伝子によって家系内で膵癌が多発する疾患群のことで，全て常染色体優性遺伝である（表1）．
- これらの疾患と診断された本人および家族へは，膵癌の発生について慎重なスクリーニングを行うことが勧められる．

a. 遺伝性膵炎

- 遺伝性膵炎は浸透率が80～90%と高く，国の指定難病に認定されている．
- 遺伝性膵炎は10歳以下で発症することも多いが，幼児期から腹痛・嘔吐・下痢などの急性膵炎発作を繰り返すものの，幼児では膵疾患がまれであるため発見されにくく，20歳代で慢性膵炎へ移行してから診断される場合がある．
- 遺伝性膵炎では発症年齢も若いことが知られており，年齢に応じてリスクが増加し，累積リスクは50歳と70～75歳でそれぞれ10.0%，53.5%で，一般人口より約60～87倍高率である．
- 遺伝性膵炎では喫煙歴があると膵癌発症の平均年齢は40歳代で，非喫煙者に比べて20年ほど若くなり，発生リスク自体も有意に上昇することが知られている[7]．
- 本邦の全国調査では遺伝性膵炎家系の17.1%に膵癌がみられ，PRSS1遺伝子変異陽性では16.0%，SPINK1遺伝子変異陽性では23.5%に膵癌が発生していた（表3）[8,9]．これらの膵炎関連遺伝子変異は直接的に膵癌の癌遺伝子あるいは癌抑制遺伝子として作用するわけではなく，出生時から持続する膵の慢性炎症が前癌病変となると考えられている．

b. 遺伝性乳癌卵巣癌症候群

- 遺伝性乳癌卵巣癌症候群（hereditary breast and ovarian cancer syndrome：HBOC）の原因は*BRCA1/2*の生殖細胞変異であり，乳癌のみの家系内集積性を認めるものと，乳癌と卵巣癌の家系内集積性を認めるものがある．臨床的な特徴として若年発症，同時性・異時性の同側・両側の乳癌，同時性・異時性での乳癌と卵巣癌の重複発症，男性乳癌などが挙げられる．
- HBOCで*BRCA2*の変異のある家系では膵癌の発生リスクが3.5～10倍であり，膵癌患者で*BRCA2*変異がある確率は第一度近親者に膵癌罹患者がいる場合，6～12％と報告されている．

c. その他

- Peutz-Jeghers症候群（Peutz-Jeghers syndrome：PJS）は消化管の過誤腫性ポリポーシスを起こす疾患で，原因は第19染色体（19p13.3）に存在する*STK11/LKB1*遺伝子の生殖細胞変異であり，膵癌の発生リスクは132倍と非常に高率である．
- 家族性異型多発母斑黒色腫症候群（familial atypical multiple mole melanoma syndrome：FAMMM）はClark母斑と悪性黒色腫を家族性に多発する疾患で，原因は*CDKN2A/p16*遺伝子の変異であり，膵癌の発生リスクは13～39倍と高率である[10]．
- 家族性大腸ポリポーシス（familial aclenomatous polyposis：FAP）は多数の大腸ポリープを発生する疾患で，原因は癌抑制遺伝子である*APC*遺伝子の生殖細胞変異であり，膵癌の発生リスクは約4～5倍で，IPMNの発症割合も高いことが知られている．
- 遺伝性非ポリポーシス大腸癌（hereditary non-polyposis colorectal cancer：HNPCC，Lynch症候群）は第一度近親者に3人以上の大腸癌患者を認め，若年者の右側結腸を中心に大腸癌が発生する疾患であり，*hMSH2*，*hMLH1*，*hPMS1*，*hPMS2*，*hMSH6/GTBP*遺伝子の変異によるDNAミスマッチ修復機構の不全を原因とし，膵癌の発生リスクは4.7～8.6倍と報告されている．

3. 合併疾患

a. 糖尿病

- 2型糖尿病患者では膵癌の発生リスクは一般人口に比べ1.94倍と高率で，特に新規の発症や急激な増悪後に膵癌が発見されることが知られている．
- メタ解析による糖尿病発症からの期間と膵癌の発生リスクは，1年未満では

表4 糖尿病罹病期間と膵癌発生

糖尿病罹病期間（年）	相対リスク	95%CI
<1	5.38	3.49〜8.30
1〜4	1.95	1.65〜2.31
5〜9	1.49	1.05〜2.12
≧10	1.47	0.95〜2.31

（文献11）より引用改変）

5.38倍，1〜4年では1.95倍，5〜9年では1.49倍，10年以上では1.47倍であると報告されている（表4）[11]．
- 糖尿病の新規発症や急激な増悪を認めた場合には，その後2年間は慎重に経過観察を行うことが勧められている．
- 糖尿病治療薬に関しては，膵癌リスクはスルホニル尿素薬で増加し，メトホルミンで低下する報告が多いが，研究ごとの結果に統合性がなくメタ解析ではメトホルミンに関して有意な影響は認められず，一致した見解は得られていない．
- 糖尿病と診断された場合には，診断時期，血糖コントロールの変化の聴取が重要である．

b．肥 満

- 肥満に関しては，本邦での大規模コホート研究で，20歳代にBMIが$30\,kg/m^2$以上だった男性では，BMI正常男性に比べて膵癌の発生リスクが3.5倍増加すると報告されている．
- 剖検例を用いての報告では，膵管上皮の増殖能をKi-67染色し検討したところ，正常体重で糖尿病のない症例に比べて，正常体重でも糖尿病があると約4倍，糖尿病がなくても肥満があると約10倍，膵管上皮の増殖能が亢進していたことから，肥満と糖尿病の双方が膵癌のリスクとなり得る可能性が考えられている[2]．

c．慢性膵炎

- 潜在する膵癌による膵管狭窄のために腹痛を繰り返し膵酵素が上昇することで，慢性膵炎と誤って診断されてしまうことがある．
- 慢性膵炎の診断から2年以内は，こうした潜在する膵癌によるものが誤って診断されている可能性がある．

- メタ解析の報告では，慢性膵炎での膵癌の発生リスクは13.3倍と高率で，慢性膵炎の診断から2年以内に膵癌と診断された症例を除外しても，膵癌の発症リスクは5.8倍であった[12]．
- デンマークの後ろ向き研究では，慢性膵炎の膵癌発生率は年齢と性別をマッチさせた対照群と比べて6.9倍高く，慢性膵炎登録後2〜4年以内では14.6倍，5〜16年では4.8倍であった．
- 本邦では，慢性膵炎と診断後2年以上経過した症例を対象に全国調査が行われ，標準化罹患比は11.8であり，経過観察期間に応じて膵癌の罹患割合が増加していた．

d．その他
- 膵切除術やドレナージを含めた外科的治療が膵癌の発生を有意に減少させたとの報告があり，膵の炎症を抑えることで膵癌の発生リスクを減少できる可能性が示唆されている．
- 膵囊胞性病変（IPMN・膵囊胞）については次項「《第1章》3．膵囊胞性病変（IPMNを含めて）と膵癌」を参照．

4．嗜　好
a．喫　煙
- 日本人における喫煙による膵癌の発生リスクは1.68倍であり，一日の喫煙本数や喫煙期間に相関して増加し，禁煙してからの期間が長いほど減少する．
- 喫煙は遺伝性膵炎や糖尿病，肥満などのほかの危険因子による膵癌のリスクを増加させるので，ほかの膵癌リスクが疾患を有する場合には，早期に禁煙への介入をすることが必要である．

b．飲　酒
- 飲酒に関しては，エタノール換算の摂取量が37.5g/日未満の中等量以下の飲酒者では膵癌の発生リスクは有意な増加は認めなかったが，37.5g/日以上の大量飲酒者では膵癌の発生リスクが1.22倍増加する．
- アルコール自体が発癌に関与するというより，長期にわたる飲酒のためアルコール性慢性膵炎となることで，膵癌のリスクが増加すると考えられている．

5．その他
- 上記以外に膵癌の危険因子と考えられるものに，職業（塩素化炭化水素の職

業性曝露で増加），血液型（O型に比べて非O型は増加），ヘリコバクター・ピロリ感染や胃潰瘍（既往で増加），B型肝炎ウイルス感染（HBs抗原陽性者ではHBe抗原・HBV-DNAが高値だと増加）などが挙げられている．

（高山敬子・清水京子）

文　献

1) 日本膵臓学会膵癌診療ガイドライン改訂委員会（編）．膵癌診療ガイドライン 2016年版．金原出版，2016
2) Butler AE et al. Pancreatic duct replication is increased with obesity and type 2 diabetes in humans. Diabetologia. 2010；53(1)：21-26
3) Shi C et al. Familial pancreatic cancer. Arch Pathol Lab Med. 2009；133(3)：365-374
4) 清水京子ほか．家族歴，既往歴を中心とした膵癌の危険因子の検討．消化器内科．2012；55(1)：70-73
5) Klein AP et al. Prospective risk of pancreatic cancer in familial pancreatic cancer kindreds. Cancer Res. 2004；64(7)：2634-2638
6) Tischkowitz MD et al. Analysis of the gene coding for the *BRCA2*-interacting protein *PALB2* in familial and sporadic pancreatic cancer. Gastroenterology. 2009；137(3)：1183-1186
7) Rebours V et al. Risk of pancreatic adenocarcinoma in patients with hereditary pancreatitis：a national exhaustive series. Am J Gastroenterol. 2008；103(1)：111-119
8) Masamune A. Genetics of pancreatitis：the 2014 update. Tohoku J Exp Med. 2014；232(2)：69-77
9) 正宗　淳ほか．類縁疾患：遺伝性膵炎における発癌．胆と膵．2013；34(7)：545-551
10) Borg A et al. High frequency of multiple melanomas and breast and pancreas carcinomas in CDKN2A mutation-positive melanoma families. J Natl Cancer Inst. 2000；92(15)：1260-1266
11) Ben Q et al. Diabetes mellitus and risk of pancreatic cancer：A meta-analysis of cohort studies. Eur J Cancer. 2011；47(13)：1928-1937
12) Raimondi S et al. Pancreatic cancer in chronic pancreatitis；aetiology, incidence, and early detection. Best Pract Res Clin Gastroenterol. 2010；24(3)：349-358

第I章 膵癌早期診断のために必要な知識

3 膵嚢胞性病変（IPMNを含めて）と膵癌

1. 膵嚢胞性病変とは

- 膵嚢胞性病変は腫瘍性と非腫瘍性に大別され，膵嚢胞性腫瘍は漿液性腫瘍と粘液性腫瘍に分類される．前者は漿液性嚢胞腫瘍（serous cystic neoplasm：SCN），後者は粘液性嚢胞腫瘍（mucinous cystic neoplasm：MCN）と膵管内乳頭粘液性腫瘍（intraductal papillary mucinous neoplasm：IPMN）からなる（図1）．
- 漿液性腫瘍の多くが良性腫瘍であるが，粘液性腫瘍は悪性もしくは悪性転化の可能性を念頭に置き，その他の膵嚢胞性病変と鑑別を行う必要がある．

2. 膵漿液性嚢胞腫瘍（膵SCN）

- 膵SCNは中年女性の膵体尾部に好発し，内部に漿液を含んだ多数の小嚢胞の集簇である．
- SCNの肉眼形態分類としては，微小嚢胞の集簇であるmicrocystic type，数cm大の嚢胞から構成されるmacrocystic type，microcystic typeとmacrocystic typeが混在したmixed type，非常に小さな微小嚢胞の集簇で肉眼的には充実性腫瘍に見えるsolid typeがある．
- 多くが良性の腫瘍であるが，極めてまれに悪性例（serous cystadenocarcinoma）の報告が存在する．ただ悪性例であっても増殖能が高くなく，slow growingな腫瘍であるため，手術適応の判断は難しいが，浸潤性発育による有症状例，高度脈管侵襲例，ほかの膵腫瘍との鑑別診断困難例，急速増大例，腫瘍径4cm以上の症例などはmalignant potentialを有するSCNとして外科切除が望ましいとされている[1]．
- 嚢胞性病変より尾側の主膵管拡張が目立ち，ほかの膵腫瘍との鑑別診断が困難であることから，外科手術を施行したSCN症例を図2に提示する．

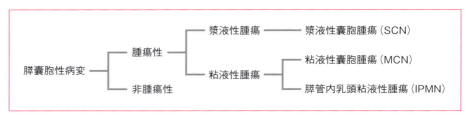

図1　膵嚢胞性病変の分類

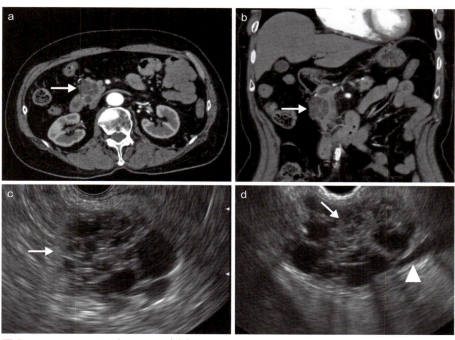

図2 serous cystadenoma 症例
a：造影CT水平断.
b：造影CT冠状断. 腫瘍が嚢胞の集簇像を呈し, 嚢胞隔壁は濃染を認めた (↑).
c：EUS像. 大きい嚢胞の集簇部分と微小嚢胞の集簇部分からなり, mixed typeに分類した (↑).
d：造影EUS像. microcystic領域の隔壁が濃染された (↑). また, 尾側主膵管の拡張が認められた (▲).

3. 膵粘液性嚢胞腫瘍 (膵MCN)

- 膵MCNは中年女性の膵体尾部に好発し, 形態的には類円形で単房性, または多房性嚢胞を呈する (多房性＞単房性). 一般的に厚い線維性嚢胞壁を有し, 夏みかん様と形容される.
- 多房性の場合, 内部には大小の嚢胞や乳頭状充実部が突出して存在し, 隔壁形成やcyst-in-cyst, mural cystを形成することが多い.
- IPMN/MCN国際診療ガイドラインにより, 嚢胞上皮下に卵巣様間質 (ovarian-type stroma) が存在し, 粘液産生性円柱上皮からなる腫瘍であると整理された[2].
- 膵MCNの画像診断では腹部US, CT, MRI, EUSが用いられるが, 内容液の性状に関してはMRIが有用である. 多くはT1強調像で低信号, T2強調像で高信号を呈し, 前述のとおり, 厚い嚢胞壁や隔壁構造, cyst-in-cystなどの画像所見が診断に有用である.

第1章 膵癌早期診断のために必要な知識

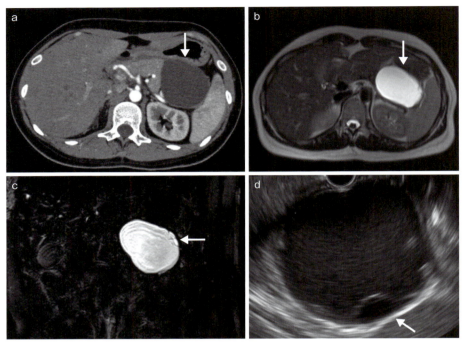

図3　mucinous cystadenoma症例
a：造影CT像．膵体尾部に大きな類円形の嚢胞性腫瘍を認めた（↑）．
b：MRI T2強調像（水平断）．腫瘍内部はT2強調像で高信号を呈した（↑）．
c：MRI T2強調像（冠状断）．腫瘍内に隔壁構造が認められた（↑）．
d：EUS像．隔壁構造が明瞭に観察され，cyst-in-cystの形態を呈していた（↑）．手術の結果，mucinous cystadenomaの診断であった．

- 組織学的には腺腫から腺癌まで認められ，malignant potentialが存在するため，膵MCNと診断された場合は外科切除が原則である．これまでの検討ではMCN症例の浸潤癌は極めて少ないと報告されており，術後における予後は良好である．
- 外科手術を施行したMCN症例を図3に提示する．

4. 膵管内乳頭粘液性腫瘍（IPMN）

- IPMNは膵管拡張をきたし，拡張膵管内に粘液産生性の乳頭状増殖を示す腫瘍性上皮を特徴とする腫瘍であり，病変の局在によって主膵管型と分枝型に分類される．また，両方の特徴を持つものを混合型と呼ぶ．
- IPMNは病理組織学的に腫瘍性上皮の異型度，浸潤の有無により腺腫，非浸潤性腺癌，浸潤性腺癌に分けられ，悪性であってもいわゆる膵管癌と異なる進展，浸潤様式を呈し，予後良好例が多い．
- 2012年に改訂された国際診療ガイドライン[3]では，主膵管型の定義において

3 膵嚢胞性病変（IPMNを含めて）と膵癌

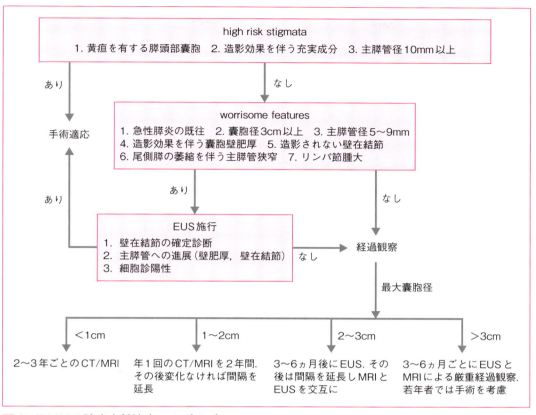

図4　IPMNの診療方針決定アルゴリズム（文献2）より引用改変）

主膵管径が以前の10mm以上から5mm以上に適応拡大され，悪性度評価の指標として"high risk stigmata（HS）"と"worrisome features（WF）"に分類された．主膵管径10mm以上の主膵管型は手術適応となっているが，HS所見を認めない主膵管径5～9mmの主膵管型と分枝型IPMNは経過観察可能である．これらの経過観察中に壁在結節（mural nodule）の出現や増大，膵頭部の嚢胞性病変を伴う閉塞性黄疸がみられた場合には手術を考慮する必要があるとされている（図4）．

5. IPMNと膵癌

- 膵癌診療ガイドライン2016年版には，IPMNは膵癌の危険因子であり，膵癌の前癌病変として慎重な経過観察が必要であると記載されている[4]．
- IPMNからの発癌には，IPMN由来浸潤癌とIPMN併存膵癌がある．IPMN由来浸潤癌は主膵管型IPMNに多く，IPMNと浸潤性膵管癌の間に組織学的移行像がみられ，両者に関連性があるものとし，IPMN併存膵癌は分枝型

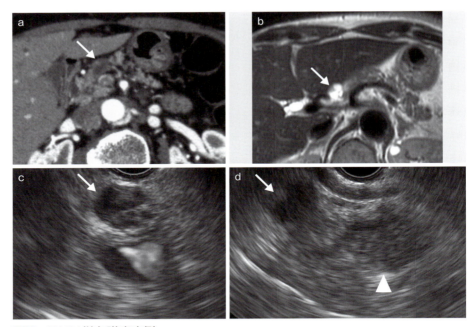

図5　IPMN併存膵癌症例
a：造影CT（水平断），b：MRI T2強調像（水平断）
　膵頭部に造影CTで低吸収，MRI T2強調像で高信号を呈する多房性嚢胞性病変がみられ（↑），分枝型IPMNと診断した．
c：EUS像（IPMN），d：EUS像（併存膵癌）
　膵頭部の分枝型IPMN（↑）の経過観察中，IPMNとは画像上明らかに離れた部位に低エコー腫瘤が認められた（▲）．EUS-FNAの結果，腺癌と診断され，IPMN併存膵癌と考えられた．

IPMNに多く，IPMNと浸潤性膵管癌が組織学的に離れて関連性がないものとされている．

- IPMN由来浸潤癌，IPMN併存膵癌はいずれも通常型膵管癌（IPMN非関連）に比べ，進行度は低く，予後が良いとされている．これは経過観察中に早い段階で診断されることや，生物学的に悪性度が低い可能性などが要因として考えられている[5]．
- IPMN由来浸潤癌およびIPMN併存膵癌を早期診断するためのフォローアップが必要である．Kamataら[6]の報告によると，HSとして悪性を強く疑う壁在結節の検出や，微小併存膵癌の発見にはEUSを用いたフォローアップが有用とされており，腹部US，CT，MRIに加えて，定期的なEUS検査が必要と考えられる．
- IPMN併存膵癌の自験例を図5に提示する．

（幡丸景一・北野雅之）

文献

1) Tseng JF et al. Serous cystadenoma of the pancreas：tumor growth rates and recommendations for treatment. Ann Surg. 2005；242(3)：413-421
2) Tanaka M et al. International consensus guidelines for management of intraductal papillary mucinous neoplasms and mucinous cystic neoplasms of the pancreas. Pancreatology. 2006；6(1-2)：17-32
3) Tanaka M et al. International consensus guidelines 2012 for management of IPMN and MCN of the pancreas. Pancreatology. 2012；12(3)：183-197
4) 日本膵臓学会膵癌診療ガイドライン改訂委員会（編）．膵癌診療ガイドライン 2016年版．金原出版，2016
5) Yamaguchi K et al. Pancreatic ductal adenocarcinoma derived from IPMN and pancreatic ductal adenocarcinoma concomitant with IPMN. Pancreas. 2011；40(4)：571-580
6) Kamata K et al. Value of EUS in early detection of pancreatic ductal adenocarcinomas in patients with intraductal papillary mucinous neoplasms. Endoscopy. 2014；46(1)：22-29

第Ⅰ章　膵癌早期診断のために必要な知識

早期の膵癌の遺伝子学的特徴

1. 早期の膵癌とは

- 早期の膵癌とは，厳密には定義されていないが，「早期ステージの膵癌」という意味だと，Stage 0 あるいは Stage I 膵癌が該当すると考えることができる．
- Stage 0 膵癌は上皮内癌/非浸潤癌であり，高異型度膵上皮内腫瘍性病変（high-grade pancreatic intraepithelial neoplasia：high-grade PanIN）がそれに相当する．
- Stage I 膵癌は径 2cm 以下で，膵内にとどまる浸潤癌である．

2. 膵上皮内腫瘍性病変（PanIN）

- PanIN は膵管内に認められる高円柱状の上皮増殖性病変を指す．
- PanIN は種々の段階の異型を呈し，それらは低異型度の PanIN-1，中等度異型の PanIN-2，高異型度の PanIN-3 に分けられ，PanIN-1 から PanIN-2，PanIN-3 を経て浸潤癌が発生すると仮定された．よって，PanIN は浸潤性膵癌の前駆病変に相当する病変と考えられている[1]．
- 現在，PanIN は，PanIN-1 と PanIN-2 を集約して low-grade PanIN とし，PanIN-3 を high-grade PanIN とする 2 段階分類が提唱され，high-grade PanIN は上皮内癌と同等とされている[2]．
- PanIN が段階的な異型の増強を経て浸潤癌に至るとする膵癌発生過程は，"progression model for pancreatic cancer" として示されている．このモデルの優れている点は，段階的な異型の増強を分子異常の蓄積と関連させて説明したことにある[3]．

3. 膵癌における遺伝子異常

- 遺伝子異常の検索には，従来，サンガーシーケンス法による遺伝子ごとの個別解析が行われてきたが，現在は一度に多数の遺伝子異常を解析できる次世代型シーケンサーによる解析が主流となっていて，これまでに膵癌のゲノム解析がいくつか報告されている[4〜8]（**表1**）．
- 最近報告された，米国国立がん研究所主導の The Cancer Genome Atlas (TCGA) プロジェクトの膵癌 150 例の全エクソン解析データによれば，膵癌で有意に体細胞性異常が認められる遺伝子として，*KRAS*, *TP53*, *CDKN2A*,

表1　膵癌のゲノム解析

遺伝子	総変異例数 (n=840)	総変異頻度 (%)	報告ごとの変異例数（n=解析症例数）				
			Bailey[4] (n=383)	Biankin[5] (n=98)	Waddell[6] (n=100)	Witkiewicz[7] (n=109)	TCGA[8] (n=150)
KRAS	786	93.6	348	95	95	103	145
TP53	519	61.8	253	33	70	55	108
CDKN2A	130	15.5	72	2	22	7	27
SMAD4	182	21.7	84	16	21	22	39
RNF43	49	5.8	22	0	8	6	13
ARID1A	74	8.8	32	4	16	8	14
TGFBR2	42	5.0	17	4	8	3	10
GNAS	32	3.8	10	1	4	5	12
RREB1	27	3.2	7	0	6	2	12
PBRM1	14	1.7	6	1	1	1	5
BRAF	10	1.2	2	1	1	3	3
KMT2D	43	5.1	21	0	7	3	12
KMT2C	69	8.2	25	6	13	7	18
KDM6A	24	2.9	12	0	7	1	4

（文献4〜8）より作成）

SMAD4，RNF43，ARID1A，TGFBR2，GNAS，RREB1，PBRM1が挙げられている．StageごとにStage IあるいはIIを抽出しても，これらのいずれかが異常をきたしている[8]．

- KRASは膵癌の90%ほどで，コドン12，13，61のいずれかのミスセンス変異として認められる．KRASがコードするRASはsmall GTPase蛋白で，グアノシン三リン酸（guanosine triphosphate：GTP）と結合して活性化し，活性化したRASはMAP3K/RAFを介してMAPK信号伝達経路を活性化する．活性化したRASはGTPase活性化因子の補助でGTPをグアノシン二リン酸（guanosine diphosphate：GDP）に加水分解して自らを不活化するが，変異RASはGTPase活性化因子不応性となり，遷延性活性化型となる．
- CDKN2Aはp16/INK4をコードし，細胞回転を制御する役割を担っている．膵癌では30%ほどで変異や相同欠失が認められているが，さらにプロモーターメチル化による発現喪失を加えると，ほとんどの膵癌でp16の機能喪失が認められることが知られている．
- TP53は転写因子であるp53をコードし，DNA障害性の刺激に対してDNA修復あるいは細胞死（アポトーシス）を誘導する運命決定の役割を担っている．TP53の異常は70%ほどで認められ，ノンセンス変異やフレームシフト

変異といった蛋白短縮型の変異，あるいはDNA結合ドメインのミセンス変異をきたして機能喪失型となっている．

- *SMAD4*がコードするSMAD4はトランスフォーミング増殖因子（transforming growth factor：TGF）beta信号伝達経路のメディエーターとして機能し，細胞増殖や分化の調節，上皮間葉移行に関与する．*SMAD4*の異常は蛋白短縮型変異，機能ドメインのミセンス変異，あるいは相同欠失といった機能喪失性異常として30％ほどに認められている．
- *RNF43*がコードするring finger protein 43はユビキチンリガーゼであり，Wnt受容体であるFrizzledの分解に関与して，Wnt信号伝達経路の負の制御に関与している．*RNF43*は膵癌の7％で蛋白短縮型変異，ミセンス変異といった機能喪失性異常をきたしている．
- *ARID1A*はSWI/SNF分子群に属するAT-rich interaction domain 1Aをコードし，クロマチンの制御を介して遺伝子発現調節に関与している．*ARID1A*は膵癌の6％で蛋白短縮型変異，あるいはミセンス変異といった機能喪失性異常をきたしている．
- *TGFBR2*はTGF beta受容体2型をコードし，TGF beta信号伝達経路活性化に関与する．*TGFBR2*の異常は膵癌の5％で蛋白短縮型変異，あるいはミセンス変異として認められ，機能喪失型となっている．
- *GNAS*は刺激性G蛋白αをコードし，G蛋白共役受容体信号伝達経路のメディエーターとして機能する．*GNAS*変異はコドン201の活性化型ミセンス変異，あるいは遺伝子増幅として膵癌の8％で認められるとされているが，*GNAS*変異は膵管内乳頭粘液性腫瘍（intraductal papillary mucinous neoplasm：IPMN）における特異的な遺伝子異常として知られており，*GNAS*変異が認められる膵癌はIPMN由来であることが示唆される[9]．
- *RREB1*はras responsive element binding protein 1をコードし，転写因子として機能することが示されている．*RREB1*の異常は蛋白短縮型変異，あるいはミセンス変異として膵癌の5％に認められ，機能喪失型であることが示唆されている．
- *PBRM1*はpolybromo 1をコードし，クロマチン制御に関与する．*PBRM1*の異常は蛋白短縮型変異，ミセンス変異，欠失あるいは増幅として膵癌の4％に認められ，機能喪失型であることが示唆されている．

4．膵癌における生殖細胞性変異

- 膵癌の8％で*BRCA2*，*ATM*，*PALB2*，*PRSS1*の生殖細胞性変異が認めら

- れている．これらは家族集積性を示す家族性膵癌関連遺伝子として知られているものに該当する[8,10]．
- *BRCA2*，*PALB2* がコードする分子はDNA二重鎖切断修復に関与し，これらに異常のある癌腫はDNA障害性薬剤である白金製剤やPoly ADP ribose polymerase（PARP）阻害剤に感受性が高いことが知られている．
- *ATM* がコードする分子はDNA障害性刺激応答に関与する．
- *PRSS1* はトリプシノーゲンの一種をコードし，この遺伝子異常は遺伝性膵炎の原因となることが知られている．

5. 高異型度PanIN/上皮内癌における遺伝子異常

- PanINのエクソーム解析として，これまでに浸潤性膵癌の周囲に認められたPanIN-2，PanIN-3の解析と，浸潤性膵癌を伴わない孤発性のhigh-grade PanIN（PanIN-3）の解析が報告されている．
- 10例の浸潤性膵癌およびその周囲に認められたPanIN-2，PanIN-3の解析では，平均変異遺伝子数はPanIN-2で30.2，PanIN-3で62.6，浸潤性膵癌で49.3であり，PanINと浸潤性膵癌の比較では，遺伝子変異の66％は両者に共通していた．*KRAS*変異はPanINおよび浸潤性膵癌のほとんどで認められるものの，PanINでは同一サンプル内で変異型が異なっているものがあり，PanINが多中心性に発生することを示唆する．*TP53*変異は解析した浸潤性膵癌の10例中7例で認められ，また，その7例中3例のPanINで同一の変異が認められている．一方で，*SMAD4*変異は浸潤性膵癌にのみ認められている．複数例で変異が認められた遺伝子として，*MUC16*，*FCGBP*，*OTOF*，*PABPC1*，*RBMX*，*SPTA1*，ほか58遺伝子が挙げられている[11]．
- 孤発性のPanIN-3の23病変の解析では，遺伝子変異数の平均は33とされている．標的遺伝子解析17例において，*KRAS*変異を16例に，*RNF43*変異あるいはヘテロ接合性喪失（loss of heterozygosity：LOH）を5例に，*CDKN2A*変異を3例に，*TP53*変異，*GNAS*変異を2例に，*PIK3CA*，*TGFBR2*，*ARID1A*変異を1例に認めている．16例においてhigh-grade PanINとlow-grade PanINとの比較がなされ，遺伝子変異から相互に関連があるとみなされたのは1例のみであったとされている[12]．
- 以上の結果を比較すると，浸潤性膵癌に伴うPanINの検討では，浸潤性膵癌と比較してhigh-grade PanINの遺伝子変異の数は同等またはやや多く，内容は共通しているものが多い．一方で，孤発性のhigh-grade PanINでの検討では，遺伝子変異の数は浸潤性膵癌に伴うPanINでのそれに比較して少

なく，また*TP53*変異の頻度は低い．よって，孤発性のhigh-grade PanINにおける遺伝子異常は浸潤性膵癌に伴うhigh-grade PanINに比較して少ないことが示唆され，これは，膵癌に伴うhigh-grade PanINには浸潤癌が膵管内に侵入して管内進展を示すintraductal spreadまたはcancerizationが含まれる，あるいは，膵癌に伴って認められるhigh-grade PanINは孤立性のhigh-grade PanINに比較して分子異常が進行している可能性があることが示唆される．

（古川　徹）

文　献

1) Hruban RH et al. Pancreatic intraepithelial neoplasia：a new nomenclature and classification system for pancreatic duct lesions. Am J Surg Pathol. 2001；25(5)：579-586
2) Basturk O et al. A Revised Classification System and Recommendations From the Baltimore Consensus Meeting for Neoplastic Precursor Lesions in the Pancreas. Am J Surg Pathol. 2015；39(12)：1730-1741
3) Hruban RH et al. Progression model for pancreatic cancer. Clin Cancer Res. 2000；6(8)：2969-2972
4) Bailey P et al. Genomic analyses identify molecular subtypes of pancreatic cancer. Nature. 2016；531(7592)：47-52
5) Biankin AV et al. Pancreatic cancer genomes reveal aberrations in axon guidance pathway genes. Nature. 2012；491(7424)：399-405
6) Waddell N et al. Whole genomes redefine the mutational landscape of pancreatic cancer. Nature. 2015；518(7540)：495-501
7) Witkiewicz AK et al. Whole-exome sequencing of pancreatic cancer defines genetic diversity and therapeutic targets. Nat Commun. 2015；6：6744
8) The Cancer Genome Atlas Research Network. Integrated Genomic Characterization of Pancreatic Ductal Adenocarcinoma. Cancer Cell. 2017；32(2)：185-203 e13
9) Furukawa T et al. Whole-exome sequencing uncovers frequent GNAS mutations in intraductal papillary mucinous neoplasms of the pancreas. Sci Rep. 2011；1：161
10) Takai E et al. Germline mutations in Japanese familial pancreatic cancer patients. Oncotarget. 2016；7(45)：74227-74235
11) Murphy SJ et al. Genetic alterations associated with progression from pancreatic intraepithelial neoplasia to invasive pancreatic tumor. Gastroenterology. 2013；145(5)：1098-1109 e1
12) Hosoda W et al. Genetic analyses of isolated high-grade pancreatic intraepithelial neoplasia (HG-PanIN) reveal paucity of alterations in TP53 and SMAD4. J Pathol. 2017；242(1)：16-23

早期診断に関する膵癌診療ガイドライン2016年版のポイント

1. 膵癌診療ガイドラインの変遷

- 日本膵臓学会（Japan Pancreas Society：JPS）では2006年から膵癌診療ガイドラインを発刊しており[1]，第3版にあたる2013年版から膵癌早期診断に関するclinical question（CQ）が設定された[2]．
- 第4版である2016年版はGRADEシステムを用いて12のCQから構成されており，実地臨床に即した内容となっている[3]．

2. 診断アルゴリズム

- 図1に基本的な膵癌診断のアルゴリズムを提示する．腹痛，食欲不振，腹部膨満感，体重減少，糖尿病新規発症，背部痛などの症状を認める場合は膵癌の可能性を考慮し検査を行う．
- アミラーゼなどの膵酵素，CEA・CA19-9などの腫瘍マーカーの測定は膵癌診断に一定の有用性がある．
- 危険因子（「《第1章》2．膵癌の危険因子」表1参照）を複数有する場合，膵癌の可能性を考慮し，検査を行うことが望ましい．

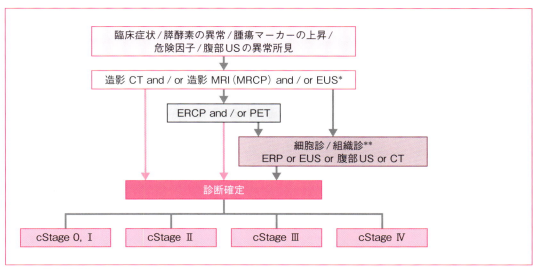

図1　膵癌診断のアルゴリズム
* EUSより造影CT，造影MRI（MRCP）が望ましい．EUSは習熟した施設で行うことが望ましい．
** 可能な限り病理診断を行う．

（文献3），44頁より引用改変）

表1 画像検査の膵癌診断能の比較（感度/特異度）

	CT	MRI	腹部US	EUS	PET-CT
膵癌診断	91%/85%	84%/82%	76%/75%	—	—
リンパ節転移	24%/88%	—	—	58%/85%	64%/81%
血管浸潤	58%/95%	—	—	86%/93%	—
肝転移	53%/78%	87%/98%	—	—	82%/97%

（文献3）より引用改変）

- 膵癌のスクリーニングには，腹部USが適している．
- 膵癌を疑った場合の検査法として，造影CT（MDCTが望ましい），MRI（MRCP）（造影および3テスラが望ましい），EUSを行う．EUSはほかの画像診断と比較すると高感度で診断できるため，2016年版から最初に行うことが提案されている．
- 腹部US，CT，MRI，EUSなどで診断困難な場合，ERCPを施行し，良悪性の鑑別を目的としてPETを施行することが提案されている．
- 可能な限り病理診断を行う．細胞診，組織診は感度・特異度とも高く，ほかの膵疾患との鑑別に有用である．
- 診断確定後に病期分類を行うが，造影MDCT，造影MRI（拡散強調を含む）が有用であり，必要に応じてEUSを行う．肝転移，腹膜播種の評価にはPET，審査腹腔鏡を必要に応じて施行することが提案されている（**表1**）．

3. 腫瘍径10mm以下の膵癌の診断

- 2012年にJPSから発表された膵癌登録の成績では，腫瘍径10mm以下の症例の5年生存率が80.4％と報告され（**図2**）[4]，切除による根治ならびに長期予後が期待できる早期の膵癌に該当すると考えられる．
- しかし，腫瘍径10mm以下の症例では，39％が無症状であり，血清CEA，CA19-9の上昇は15％，39％と低率である．
- 腫瘍径10mm以下の腫瘍直接描出率は，腹部US：17～70％，MDCT：33～75％，PET：50％とやや低率であるのに対し，EUSは84～100％と報告され，EUS-FNAの正診率も92～96％と良好であるため，EUSおよびEUS-FNAは有力な診断法に位置づけられる．
- 腹部USや造影MDCTで腫瘍の直接描出が困難な場合には，EUSまたはMRCPを行うことが提案されている．
- EUSで腫瘤性病変を認める場合は，EUS-FNAを施行することが提案されている．

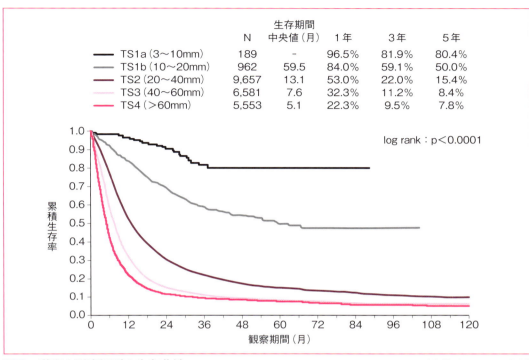

図2　膵癌の腫瘍径別の生存曲線　　　　　　　　　　（文献4）より引用改変）
TS：tumor size（腫瘍サイズ）．

- 近年，ENPDを用いたSPACEの有用性が報告され，小径ほど感度が高いとの報告がある[5,6]．
- EUS-FNAとERCP下SPACEの併用で診断率の向上が期待される（図3）[3,7]．

4. 膵上皮内癌の診断

- 膵上皮内癌に該当するStage 0の5年生存率は85.8％と良好な予後が報告されている（図4）[4]．
- 大半は無症状であるが，急性膵炎が先行する場合がある．
- 腹部USやCTによる軽微な主膵管または分枝膵管拡張，囊胞性病変，拡張膵管径や囊胞径の変化が診断の契機となる場合が多い．
- MRCPやEUSでは，主膵管の限局的な拡張，周囲の分枝膵管拡張，囊胞性病変，主膵管の口径不同などが認められる．
- 確定診断には膵液細胞診が有用で，特にENPDを用いたSPACEの有用性が報告されており[8]，ガイドラインでも施行が提案されている．

（花田敬士）

第1章 膵癌早期診断のために必要な知識

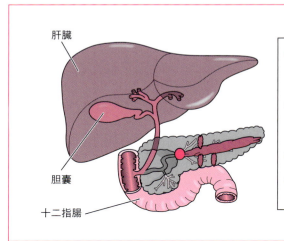

- 膵癌は大半が膵管癌であり，小径の段階でも膵管の口径不同，狭窄，軽微な拡張，囊胞性病変がみられることが多い．
- 腫瘍径1cm以下では，腹部USや造影CTでは腫瘍の直接描出が困難な場合があり，EUSが直接描出に優れる．
- 膵管全体の確認には，MRCPが有用である．
- EUS-FNAとERCP下SPACEの併用により診断能の向上が期待される．

図3　腫瘍径10mm以下の膵癌診断のポイント　　　　　　　　　　　　　（文献3）より引用改変）

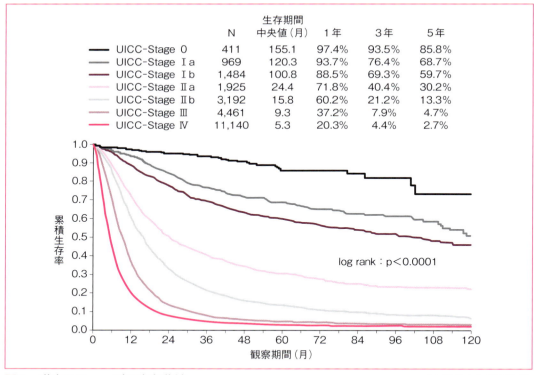

図4　膵癌のStage別の生存曲線　　　　　　　　　　　　　　　　　　　（文献4）より引用改変）

文　献

1）日本膵臓学会膵癌診療ガイドライン作成小委員会（編）．科学的根拠に基づく膵癌診療ガイドライン 2006年版．金原出版，2006

2) 日本膵臓学会膵癌診療ガイドライン改訂委員会(編). 科学的根拠に基づく膵癌診療ガイドライン 2013 年版. 金原出版, 2013
3) 日本膵臓学会膵癌診療ガイドライン改訂委員会(編). 膵癌診療ガイドライン 2016 年版. 金原出版, 2016
4) Egawa S et al. Japan Pancreatic Cancer Registry;30th Year Anniversary:Japan Pancreas Society. Pancreas. 2012;41(7):985-992
5) Mikata R et al. Clinical usefulness of repeated pancreatic juice cytology via endoscopic naso-pancreatic drainage tube in patients with pancreatic cancer. J Gastroenterol. 2013;48(7):866-873
6) 木村公一ほか. ENPD チューブ留置での連続膵液採取による細胞診の小膵癌診断への有用性の検討. 日消誌. 2011;108(6):928-936
7) Hanada K et al. Diagnostic strategies for early pancreatic cancer. J Gastroenterol. 2015;50(2):147-154
8) Iiboshi T et al. Value of cytodiagnosis using endoscopic nasopancreatic drainage for early diagnosis of pancreatic cancer:establishing a new method for the early detection of pancreatic carcinoma in situ. Pancreas. 2012;41(4):523-529

第2章

膵癌早期診断の実践

第2章　膵癌早期診断の実践

1 かかりつけ医における実践

 気を付けたい臨床徴候

- 気を付けたい臨床徴候には，「膵癌を示唆する臨床徴候」，「膵癌の発症に留意しなければならない臨床徴候」の二つがある（**表1**）．
- 「膵癌を示唆する臨床徴候」には，臨床症状，血液検査所見異常，腹部US所見異常と疾患がある．
- 「膵癌の発症に留意しなければならない臨床徴候」には，膵癌に関連する背景因子と疾患がある．

1. 膵癌を示唆する臨床徴候

a. 臨床症状

- 膵癌に関わる臨床症状が報告されており，膵癌を検索するための患者選択についての指標となる．
- 膵癌登録報告2007[1]によると，進行膵癌での無症状は15.4％にすぎず，多くの患者は診断時に症状を有していた．
- 自覚症状としては腹痛が最も頻度が高く，31.6％に認められた．そのほか，黄疸（18.9％）や背部痛（8.6％）などが認められた[1]．
- 何らかの腹部症状，背部症状を有する患者では，膵癌の可能性を念頭に置いて検査を行う必要性がある．

b. 血液検査所見異常

- 種々の腫瘍マーカーが膵癌の診断に用いられている中で，CA19-9はほかの腫瘍マーカーと比較し陽性感度70.9％と優れていた[1]．カットオフ値を74 U/mLに設定すると，膵癌の特異度100％と優れていた[2]．

表1　気を付けたい臨床徴候

膵癌を示唆する臨床徴候	臨床症状	腹痛，黄疸，背部痛
	血液検査所見異常	CA19-9値上昇，膵酵素値上昇
	腹部US所見異常	主膵管拡張
	疾患	新規発症糖尿病，糖尿病急性増悪，急性膵炎
膵癌の発症に留意しなければならない臨床徴候	膵癌に関連する背景因子	膵癌の家族歴
	疾患	IPMNおよび膵嚢胞性病変，慢性膵炎，家族性膵炎

- 膵癌における膵酵素の異常は，ほぼ3割の症例に認められた[1]．
- CA19-9は膵癌を疑う上で有用な血液検査である．上昇症例では膵癌の検索を行う．膵酵素上昇は膵癌に特異的ではないが，画像的検討の追加による膵癌間接所見としての膵管拡張の同定が膵癌診断につながる．

c. 腹部US所見異常
- 腹部USによる膵癌の腫瘍検出感度は67〜90％と十分ではなかった[3]．
- 腹部USによる膵癌診断において，主膵管拡張は膵癌の間接所見としての認識が重要であることが指摘された[4]．
- 腹部USでは腫瘍の同定がなされなくても膵癌は否定されず，間接所見としての主膵管拡張所見を認めた症例では膵癌を念頭に置いて画像検索を進める．

d. 疾　患

1) 新規発症糖尿病，糖尿病急性増悪
- 新規発症の糖尿病患者は，3年以内の膵癌の発症が非糖尿病患者の約2倍であり[5]，50歳以上に限定すると約10倍であった[6]．
- 膵癌症例の約5％で糖尿病の急性増悪が診断の契機となった[7]．
- 糖尿病患者の中で膵癌発症に関わる因子として，65歳以上，喫煙，胆石の既往，慢性膵炎，非肥満が同定され[8]，糖尿病急性増悪に加えて血中膵酵素，腫瘍マーカー，腹部US所見のいずれかでの異常が膵癌の診断に寄与した[9]．
- 糖尿病の新規発症は膵癌発見のマーカーとなり得るとともに，糖尿病急性増悪症例は膵癌の可能性を考えて検索を行う必要がある．その際には，危険因子の同定が膵癌検索の患者選択の参考になる．

2) 急性膵炎
- 急性膵炎後の膵癌の診断は，そのほとんどが発症2年以内になされ，急性膵炎全体の6.8％であった．その1/3の症例が2cm以下の小膵癌であった[10]．
- 40歳以上で発症した急性膵炎は膵癌の危険因子であった[11]．
- 急性膵炎で発症した上皮内癌の報告が増えつつあり，急性膵炎が上皮内癌診断の契機になり得ることがわかってきた．
- 急性膵炎は膵癌の指標である．急性膵炎症例では膵癌の存在を考え，少なくとも2年間の画像検査を用いた観察が必要である．

2. 膵癌の発症に留意しなければならない臨床徴候

a. 膵癌の家族歴
- 遺伝的素因は膵癌の5〜10％に認められ，その背景には*CDKN2A*（*p16*），*BRCA2*，*PALB2*などの特定の遺伝子変異の関連が示唆されている．
- 第一度近親者に2人以上の膵癌患者がいる場合に家族性膵癌家系と定義され，膵癌発症の危険性が高度である[12]．
- 膵癌の家族歴は膵癌発症の有意な危険因子である．

b. IPMNおよび膵嚢胞性病変
- 膵管内乳頭粘液性腫瘍（intraductal papillary mucinous neoplasm：IPMN）に通常型膵癌が合併することが知られてきており，10 mm以下のIPMNでも膵癌の合併は同様であり，年間発症率は約1％であった[13, 14]．
- IPMNに限らず膵嚢胞性病変では膵癌の発症率が高く，年間発症率が1％弱であり，嚢胞がない人に比べて22.5倍の発症率と報告された[15]．
- IPMNは大きさに関わらず併存膵癌の発症に注意する必要性があるとともに，IPMNに限らず膵嚢胞性病変を有する症例では膵癌発症を念頭に置く．膵嚢胞性病変は腎嚢胞や肝嚢胞と異なり，腫瘍性嚢胞であることに留意する．

c. 慢性膵炎
- 慢性膵炎における膵癌発症は高率であり，5年，10年および20年の膵癌発症が1.1％，1.7〜1.8％，および4.0％に認められたことが報告された[16]．
- 慢性膵炎は膵癌の発症に関わり，喫煙が慢性膵炎からの膵癌発症のリスクを増加させることが示唆されている．

d. 遺伝性膵炎
- 家系内に2人以上の再発性急性膵炎ないし慢性膵炎の患者がいること，少なくとも1人の患者には，大量飲酒など成因と考えられるものが認められないこと，単一世代（すなわち兄弟姉妹）のみの場合，少なくとも1人の患者は40歳以下で発症していることの3項目いずれをも満たす場合，遺伝性膵炎と診断される．また，カチオニックトリプシノーゲン（*PRSS1*）遺伝子にp.R122Hないしp.N29I変異と呼ばれる異常がある場合には，家族歴がなくても遺伝性膵炎と診断される．
- 遺伝性膵炎患者全体で膵癌の発症率は遺伝性膵炎を持たない場合の50倍とされ，年齢別での膵癌の罹患率は50，60，75歳で10，18.7，53.5％であっ

た[17]．

- 急性，慢性膵炎患者を診る際には家族歴を確認し，遺伝性膵炎と診断されたなら膵癌の発症を念頭に置く．

（菊山正隆・神澤輝実）

文献

1) 田中雅夫ほか．膵癌登録報告2007．膵臓．2007；22(1)：e1-e427
2) Nazli O et al. The diagnostic importance of CEA and CA19-9 for the early diagnosis of pancreatic carcinoma. Hepatogastroenterology. 2000；47(36)：1750-1752
3) Săftoiu A et al. Role of endoscopic ultrasound in the diagnosis and staging of pancreatic cancer. J Clin Ultrasound. 2009；37(1)：1-17
4) Pietryga JA et al. Imaging preoperatively for pancreatic adenocarcinoma. J Gastrointest Oncol. 2015；6(4)：343-357
5) Ben Q et al. Diabetes mellitus and risk of pancreatic cancer：A meta-analysis of cohort studies. Eur J Cancer. 2011；47(13)：1928-1937
6) Chari ST et al. Probability of pancreatic cancer following diabetes：a population-based study. Gastroenterology. 2005；129(2)：504-511
7) 江川新一ほか．膵癌登録報告2007 ダイジェスト．膵臓．2008；23(2)：105-123
8) Munigala S et al. Predictors for Pancreatic Cancer Diagnosis Following New-Onset Diabetes Mellitus. Clin Transl Gastroenterol. 2015；6(10)：e118
9) Ogawa Y et al. A prospective pancreatographic study of the prevalence of pancreatic carcinoma in patients with diabetes mellitus. Cancer. 2002；94(9)：2344-2349
10) Kimura Y et al. Acute pancreatitis as a possible indicator of pancreatic cancer：the importance of mass detection. Intern Med. 2015；54(17)：2109-2114
11) Munigala S et al. Increased risk of pancreatic adenocarcinoma after acute pancreatitis. Clin Gastroenterol Hepatol. 2014；12(7)：1143-1150
12) Brune KA et al. Importance of age of onset in pancreatic cancer kindreds. J Nat Cancer Inst. 2010；102(2)：119-126
13) Maguchi H et al. Natural history of branch duct intraductal papillary mucinous neoplasms of the pancreas：a multicenter study in Japan. Pancreas. 2011；40(3)：364-370
14) Uehara H et al. Development of ductal carcinoma of the pancreas during follow-up of branch duct intraductal papillary mucinous neoplasm of the pancreas. Gut. 2008；57(11)：1561-1565
15) Tada M et al. Pancreatic cancer in patients with pancreatic cystic lesions：a prospective study in 197 patients. Clin Gastroenterol Hepatol. 2006；4(10)：1265-1270
16) Malka D et al. Risk of pancreatic adenocarcinoma in chronic pancreatitis. Gut. 2002；51(6)：849-852
17) Rebours V et al. The natural history of hereditary pancreatitis：a national series. Gut. 2009；58(1)：97-103

第2章　膵癌早期診断の実践

1 かかりつけ医における実践

 行うべき血液検査

1. かかりつけ医における血液検査の意義

- 膵癌は糖尿病や不定愁訴を契機に発見されることが多いため，かかりつけ医における初期診断は重要である．
- 血液検査は簡便に施行可能であり，かかりつけ医だけでなく市中病院においても膵癌拾い上げに有用である．
- 血液検査による膵癌の早期診断は難しいが，進行膵癌や他疾患の拾い上げにも役立つ．

2. 膵癌診断に有用な血液検査

- 血液検査としては，アミラーゼなどの膵酵素，CA19-9などの腫瘍マーカー，血糖値などの内分泌検査がある[1,2]．
- 膵酵素には，アミラーゼ，P型アミラーゼ，リパーゼ，トリプシン，エラスターゼIなどがあるが，膵癌診断にはアミラーゼ，P型アミラーゼ，エラスターゼIが用いられる．
- 腫瘍マーカーには，CA19-9，SPan-1，DUPAN-2，CEAなどがあるが，膵癌診断に最も用いられるのはCA19-9である．
- 内分泌検査には，血糖値，HbA1c，尿糖がある．

a. 膵酵素

- 血中膵酵素上昇は，閉塞性膵炎による血中への放出と膵管閉塞・膵液うっ滞による血中への逸脱が原因とされている．膵癌による随伴性膵炎を反映した所見であり，特異度としては腫瘍マーカーに比べると劣る．
- 血中アミラーゼは，膵疾患以外でも上昇するため鑑別が必要である（**表1**）．唾液腺疾患によるS型アミラーゼ上昇はよく経験される．血中アミラーゼ上昇を認めた場合は，P型アミラーゼないしアミラーゼアイソザイムの追加測定が望まれる．膵疾患を対象とした場合は，最初からP型アミラーゼを測定してもよい．
- 血中アミラーゼは膵疾患以外でも，腎不全，消化管穿孔（特に十二指腸穿孔），腸閉塞で上昇がみられる．
- マクロアミラーゼ血症は，アミラーゼが免疫グロブリンと複合体を形成して

表1　血中アミラーゼ上昇をきたす疾患

1. P型アミラーゼ上昇
   1) 膵疾患：急性膵炎，慢性膵炎急性増悪，膵仮性囊胞，膵石，膵癌
   2) 膵以外の消化器疾患：総胆管結石，消化管穿孔，十二指腸乳頭部癌
   3) その他：腎不全

2. S型アミラーゼ上昇
   1) 唾液腺疾患：耳下腺炎，唾石症，耳下腺腫瘍など
   2) アミラーゼ産生腫瘍：肺癌，卵巣癌など
   3) その他：腸閉塞，頻回の嘔吐，手術後，外傷，熱傷，子宮外妊娠，肺炎など

3. 特殊なアミラーゼアイソザイム上昇
   1) マクロアミラーゼ血症：膠原病，炎症性腸疾患など

（文献2）より引用改変）

高アミラーゼ血症を伴う病態である．無症状で血中アミラーゼ1,000 IU/L以上の高値を示すことがあるが，尿中アミラーゼは低値である．

- 尿中アミラーゼは腎機能や尿量の影響を受けるため，血中アミラーゼほど測定されていない．しかし上述のように，マクロアミラーゼ血症の鑑別には有用である．
- アミラーゼの半減期は約120分と短く，膵癌診断には半減期が長いエラスターゼⅠの方が有用である．しかし外注検査で時間がかかることから，アミラーゼほど汎用されていない．
- 慢性膵炎や進行癌では，膵実質萎縮のため膵外分泌能は低下し，血中アミラーゼは反対に低値を示すことが多い．アミラーゼ上昇だけでなく異常低値にも注意が必要である．

b. 腫瘍マーカー

- 各種膵腫瘍マーカーの膵癌検出感度は，CA19-9：70〜80％，SPan-1：70〜80％，DUPAN-2：50〜60％，CEA：30〜60％とされている[1,2]．腫瘍マーカーは測定値が高いほど癌である確率が高く，進行度も高い傾向がある．
- CA19-9はLewis A血液型陰性例（日本人の5〜10％）では産生できないため，上昇しない（<5U/mL）．このような症例では，Lewis血液型の影響を受けないCA19-9の前駆体であるDUPAN-2の測定が有用である．
- CA19-9正常でCEA上昇がみられる膵癌もあり，またCEAはほかの消化器癌でも上昇することがあることから，膵癌スクリーニングにおいても積極的に施行する意義は大きい．

表2　CA19-9上昇をきたす疾患と陽性率

1. 悪性腫瘍
   膵癌（80％），胆道癌（70％），大腸癌（40％），胃癌（30％），肝癌（20％）

2. 良性疾患
   胆石症（15％），膵炎（10％），肝炎・肝硬変（5〜10％），糖尿病（5〜10％），卵巣嚢腫（50％），気管支拡張症（10％），その他（閉塞性黄疸，腎嚢胞，中年以降の女性など）

（文献2, 3）より引用改変）

表3　CEA上昇をきたす疾患と陽性率

1. 悪性腫瘍
   膵癌（30〜60％），大腸癌（55％），胆道癌（40％），胃癌（32％），転移性肝癌（85％），肺癌（53％），乳癌（25％），甲状腺癌（13％）

2. 良性疾患
   甲状腺機能低下症（55％），腎不全（35％），膵炎（25％），肝炎・肝硬変（20％）
   その他（喫煙者，高齢者，肺疾患など）

（文献2, 3）より引用改変）

- 最初から複数の糖鎖性腫瘍マーカーであるCA19-9，SPan-1，DUPAN-2を測定する意義は乏しく，まずはCA19-9とCEAの測定が望ましい．
- CA19-9やCEAは，胆石症，慢性膵炎，閉塞性黄疸，急性胆管炎，慢性肝疾患，糖尿病，腎不全，呼吸器疾患，卵巣疾患，甲状腺機能亢進症，甲状腺機能低下症，喫煙，加齢，中年以降の女性でも陽性となる[2,3]．一通りの検査で悪性疾患がみられず，CA19-9 37〜200 U/mL，CEA 5〜15 IU/Lで漸増傾向がみられない症例は偽陽性の可能性が高い．CA19-9，CEA上昇をきたす疾患を表2, 3に示す．
- 慢性膵炎は膵癌との鑑別が一番問題となる疾患であり，特に膵管閉塞や膵液うっ滞を呈する場合に偽陽性になりやすいことが報告されている[4]．

c. 内分泌検査

- 膵癌では糖尿病の合併が約25％と高率に認められる．また，糖尿病患者における膵癌リスクは1.94倍と高い[1]．したがって，膵癌を疑った場合には，血糖値，HbA1c，尿糖の測定が有用である．一方，糖尿病患者で膵癌を疑った場合には，膵酵素や腫瘍マーカーを測定することが望ましい．

3. 膵癌早期診断における血液検査の意義

- CA19-9陽性率は，2cm以下の膵癌（TS 1膵癌）では52％とされているが[2]，リンパ節転移を伴わないStage 0・I症例での陽性率は4％と報告されており[5]，膵癌早期診断に用いるのは限界がある．
- 糖尿病発症2年以内および糖尿病コントロール悪化は，膵癌発症のリスクが高いと報告されている[1]．したがって，血液・尿検査で耐糖能異常に注目することも有用と思われる．
- 以前より，膵癌早期診断におけるエラスターゼIとCA19-9測定，エラスターゼIと腹部USの有用性が提唱されてきた[6]．今後も，膵癌危険因子を加味した効率の良いスクリーニング方法が確立されることが望まれる．

（長谷部　修）

文献

1) 日本膵臓学会膵癌診療ガイドライン改訂委員会（編）．膵癌診療ガイドライン 2016年版．金原出版，2016．48-53頁，62-65頁
2) 植木敏晴，向井俊太郎，八隅秀二郎ほか．外来診療で悩む症状・血液尿所見の見方．これだけは知っておきたい 膵疾患診療の手引き．花田敬士（編著）．中外医学社，2014，72-86頁
3) 岡野匡雄．CEA，CA19-9．検査値の読み方・考え方 専門医からのアドバイス．西崎 統ほか（編）．総合医学社，2008，187-191頁
4) 長谷部修．慢性膵炎における各種膵腫瘍マーカー偽陽性化機序の考察―内視鏡的膵管造影所見，組織局在との対比による検討―．膵臓．1991；6：605-620
5) 菅野　敦ほか．膵癌早期診断の現状―膵癌早期診断研究会における多施設研究の結果をもとに―．膵臓．2017；32(1)：16-22
6) Nakaizumi A et al. A prospective trial of early detection of pancreatic cancer by ultrasonographic examination combined with measurement of serum elastase 1. Cancer. 1992；69(4)：936-940

第2章　膵癌早期診断の実践

1 かかりつけ医における実践

 ## 腹部USのポイント

1. 超音波観測装置の設定

- 膵臓を観察する際の適正な視野深度は，心窩部横走査で膵臓背面の大動脈が描出される深度に設定する．
- フォーカスは単焦点の場合には膵臓の背側下端に合わせる．多焦点の場合は膵臓の腹側から背側に合わせる．
- 通常，膵臓観察では3.5〜5.0MHz程度のコンベックス型プローブを使用するが，7.0〜10.0MHz程度の高周波リニアプローブでの観察も併用する（図1）．

2. 検査時の体位

- 仰臥位での観察では，膵周囲の消化管ガスを周囲に押し出す必要があるので，心窩部にプローブをゆっくりと押し付ける．押し付けることで患者は痛みを自覚し，反射的に腹筋に力を入れ観察が難しくなる場合があるため，患者には可能な限り腹壁の緊張を取るように伝えておくと良い．
- 患者の呼吸法については深吸気から深呼気まで指示し，最も膵臓が浅く描出されるタイミングで観察を行う．
- 仰臥位での観察でどうしても消化管ガスによる影響を受ける場合には，患者に45°程度上半身を起こしてもらい半座位で観察を行うと，肝臓が下垂し膵臓観察が容易となることがある（図2）．
- 膵頭部の観察が不良なときには，左側臥位で観察を行う．

3. 膵臓の描出のコツ

- 膵体部は，心窩部横走査で脾静脈の腹側に描出される．
- 膵尾部は，膵体部から連続的にプローブを患者の左方向にずらすと胃壁の背側および左腎の腹側に描出される．
- また膵尾部は，左肋間走査において脾臓と接して脾動静脈の腹側に沿って描出される．
- 膵頭部は，心窩部横走査での膵体部の描出に続いてプローブを患者の右方向にずらすと観察される．
- 心窩部横操作で膵頭部の描出が難しい場合は，心窩部縦走査で門脈・上腸間膜静脈を長軸に描出させた後に，プローブを患者の左方向にずらすと描出し

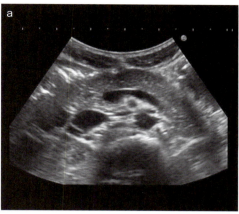 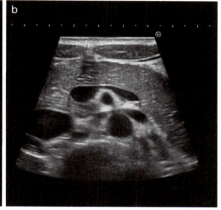

図1 コンベックス型プローブと高周波リニアプローブの画像比較
コンベックス型プローブによる膵臓観察（a）に比べて，高周波リニアプローブによる観察（b）では，より詳細な膵実質の観察が可能である．

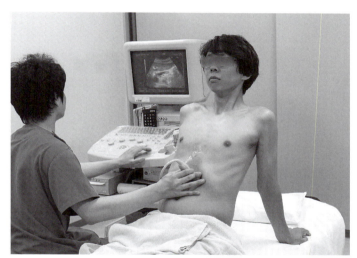

図2 半座位による膵臓観察の実際
両手を後ろ手にして体を支えて，背筋を伸ばした状態でおなかの力を可能な限り抜いてもらうと，膵臓の描出が容易となる．

やすくなる．
- 膵鉤部は心窩部横走査で脾静脈の背側に描出される．
- 膵臓の正常な大きさは部位によって多少の違いはあるが，短軸方向で30mm以上の場合は膵腫大，10mm未満は膵萎縮とされる．
- 腹部US画像上の主膵管径の正常値は，通常のコンベックス型プローブ観察で2mmまでとされる．3mm以上あれば主膵管拡張と定義されるが，高周波リニアプローブを用いるとより詳細な観察が可能であるため，2.1mm以

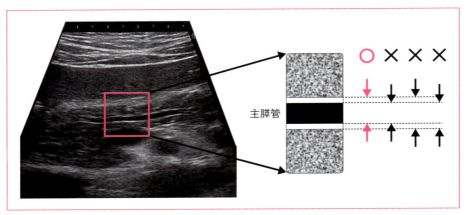

図3　主膵管径の計測方法
主膵管径の計測は，主膵管の腹側の辺縁高エコー帯の上縁から背側の辺縁高エコー帯の上縁までを計測する．

上であれば異常所見とする．
- 主膵管は無エコーの索状物として描出され，主膵管辺縁に高エコー帯を伴って描出される．主膵管径の計測では，主膵管腹側高エコー帯上縁から主膵管背側高エコー帯上縁までを計測する（図3）．

4. 膵癌のエコー所見と小膵癌の特徴

- 膵癌は膵臓内の限局性の低エコー腫瘤として描出され（直接所見），腫瘤の尾側膵管は数珠状の拡張を伴っていたり，腫瘤に接して分枝膵管の拡張や囊胞を認める（間接所見）．
- 小膵癌では，直接所見としての腫瘤は描出されないことが多いが，間接所見の膵管拡張や膵囊胞を伴っていることが多い（表1）．
- 小膵癌の拾い上げに際しては，膵臓に関連する自覚症状がない人にも，間接所見の存在を意識して検査を行うことが重要である．
- 主膵管狭窄を伴う症例では，狭窄周辺の膵実質の萎縮や限局性の脂肪置換（変性）が，膵上皮内癌発見の契機となることがあり，注目されている．
- 膵管の狭窄部を境として，狭窄部の頭側と尾側で膵臓の実質エコーの違いが生じることがあり，膵病変の発見の契機となることがある（図4）．

（佐々木民人）

表1 小膵癌（T1膵癌）と上皮内癌の特徴
2013年1月〜2017年9月までに，当院および広島大学病院で診断された症例

年齢	性別	局所進展度	部位	浸潤癌の大きさ	膵精査の契機	症状	膵嚢胞	膵管拡張 有無	膵管拡張 USでの描出	腫瘤の描出 US	腫瘤の描出 EUS
79	M	Tis	頭部	0mm	他疾患CTで膵管拡張	—	—	あり	あり	—	—
74	M	Tis	体部	0mm	急性膵炎後経過観察 MRIで膵管拡張	—	—	あり	—	—	—
81	F	Tis	体尾部	0mm	他疾患CTで膵管狭窄	—	—	—	—	—	あり（炎症性腫瘤）
81	F	Tis	尾部	0mm	他疾患ERCPで膵管狭窄	—	—	—	—	—	—
72	M	Tis	頭部	0mm	膵酵素値異常	—	—	あり	あり	—	—
79	M	Tis	尾部	0mm	耐糖能異常	—	—	あり	—	—	—
81	M	T1a	尾部	0.2mm	他疾患MRIで膵管拡張	—	—	あり	—	—	—
82	F	T1a	尾部	0.3mm	膵酵素値異常	—	—	あり	あり	—	—
63	M	T1a	頭部	5mm	検診USで膵管拡張	—	—	あり	あり	—	あり
67	F	T1b	尾部	10mm	膵嚢胞経過観察 MRIで膵管拡張	—	あり	あり	あり	—	—
60	M	T1b	尾部	10mm	検診USで膵腫瘤	—	—	—	—	あり	あり
72	M	T1c	頭部	15mm	膵酵素値異常	—	—	あり	あり	—	あり
73	F	T1c	尾部	19mm	背部痛	背部痛	—	あり	—	—	あり
70	F	T1c	尾部	20mm	検診USで膵腫瘤	—	—	—	—	あり	あり

Tis：非浸潤癌（上皮内癌），T1a：5mm以下，T1b：5mmを超えるが10mm以下，T1c：10mmを超えるが20mm以下（膵癌取扱い規約 第7版より）

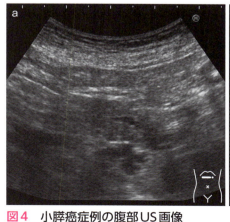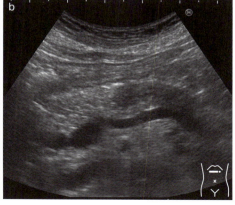

図4 小膵癌症例の腹部US画像
a：限局性の膵管狭窄と尾側膵管の拡張所見を認める．
b：膵体尾部移行部の膵管狭窄部を境界として，尾側の膵臓はエコーレベルが低下している（閉塞性膵炎）．

第2章 膵癌早期診断の実践

1 かかりつけ医における実践

 中核病院で精査すべき病態とは？

- 膵癌を疑い，精査を要する病態を**表1**に示す．各項目について以下に説明する．このうち「画像検査所見」については，腹部USにおいて重要な項目を示している（**図1**）．

1. 臨床検査値異常

- 血清および尿中膵酵素（アミラーゼ，リパーゼなど）値に異常が認められる場合は，膵癌を念頭に置いた画像検査が必要である．異常高値のことが多いが，低値の場合にも慢性膵炎が潜在している可能性があり，注意を要する．
- 早期の膵癌では血清腫瘍マーカー（CEA，CA19-9など）が高値を示す頻度は低い[1]が，高値を示した場合，膵癌を始めとした悪性腫瘍の除外が必要である．

2. 画像検査所見

a．膵嚢胞

- 膵嚢胞は約3倍の膵癌リスクがある[2]．
- 膵管内乳頭粘液性腫瘍（intraductal papillary mucinous neoplasm：IPMN）は膵癌の発生母地となり得る[2]．IPMNの分枝型は多房性膵嚢胞の形態をとる．
- 早期の膵癌では，膵癌自体を画像上指摘できない場合があり，間接所見としての膵嚢胞が診断契機となることがある．

b．膵管拡張

- 膵管拡張は膵癌を示唆する重要な間接所見である．
- 早期の膵癌では膵管拡張は軽微であることもまれではない．
- 早期の膵癌は，検診の腹部USでの膵管拡張を契機に診断される例が多い[1]．
- 腹部USで膵管が明瞭に描出される場合，膵管が拡張していることを疑う．

c．膵管狭窄

- 膵管狭窄は膵癌を疑う重要な所見である．
- 腫瘤のない場合，腹部USでは膵管狭窄は描出困難なことが多い．

表1 膵癌を疑う病態

臨床検査所見	画像検査所見	疾　患
血清および尿中膵酵素値異常	膵嚢胞	急性膵炎
血清腫瘍マーカー値異常	膵管拡張	慢性膵炎
	膵管狭窄	膵管内乳頭粘液性腫瘍
	膵腫瘤	

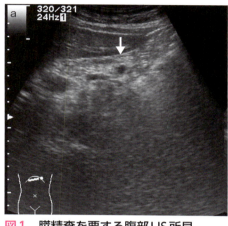 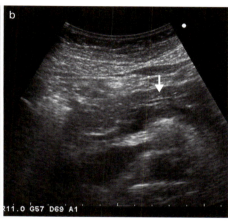

図1　膵精査を要する腹部US所見
a：膵嚢胞（↑），b：膵管拡張（↑）

d．膵腫瘤

- 膵腫瘤を認めた場合には，速やかに膵癌を念頭に置いた精査を行う必要がある．
- 膵癌では膵管拡張を伴う膵腫瘤を認めることが多いが，膵管拡張を伴わない例もある．

3．疾　患

a．急性膵炎

- 膵癌の初発症状が急性膵炎であることがある．
- 急性膵炎の原因としての膵癌は4〜7％と報告されている[3,4]．

b．慢性膵炎

- 慢性膵炎は膵癌の危険因子である[2]．
- 膵癌の早期診断のため定期的な経過観察が望ましい．
- 膵癌の危険因子としては明らかにされていないが，慢性膵炎の疑診例の中でEUS，ERCPによる精査で早期慢性膵炎の画像所見が認められる早期慢性膵炎の診断基準が作成され注目されている（表2）．早期慢性膵炎経過観察例からの発癌報告もあり，注意を要する[5]．

表2 早期慢性膵炎の画像所見

a, b のいずれかが認められる．
a. 以下に示すEUS所見7項目のうち，(1)〜(4)のいずれかを含む2項目以上が認められる．
　(1) 蜂巣状分葉エコー（lobularity, honeycombing type）
　(2) 不連続な分葉エコー（nonhoneycombing lobularity）
　(3) 点状高エコー（hyperechoic foci；non-shadowing）
　(4) 索状高エコー（stranding）
　(5) 囊胞（cysts）
　(6) 分枝膵管拡張（dilated side branches）
　(7) 膵管辺縁高エコー（hyperechoic MPD margin）
b. ERCP像で，3本以上の分枝膵管に不規則な拡張が認められる．

（厚生労働省難治性膵疾患に関する調査研究班ほか．慢性膵炎臨床診断基準2009．膵臓．2009；24(6)：646より引用）

c. 膵管内乳頭粘液性腫瘍（IPMN）

- 膵管との交通を有し多房性囊胞の形態をとる分枝型IPMNでは，年間1.1〜2.5％の発癌率が報告されている[2]．
- IPMNではIPMN自体の悪性化のみならず，併存する通常型膵癌にも注意が必要である．
- IPMNは膵癌の前癌病変として慎重な経過観察を行うよう提案されている[2]．

4. その他

- 腹部USでは膵臓に異常を指摘できない場合でも，MRCPでは膵管狭窄や膵囊胞を認めることがあり，膵癌の早期診断につながる場合がある（図2）．
- 膵癌の危険因子を有し，腹部USでの膵描出が不良な場合などはMRCPの撮像を考慮する．

（南　智之）

文献

1) 菅野　敦ほか．膵癌早期診断の現状—膵癌早期診断研究会における多施設研究の結果をもとに—．膵臓．2017；32(1)：16-22
2) 日本膵臓学会膵癌診療ガイドライン改訂委員会（編）．膵癌診療ガイドライン 2016年版．金原出版，2016
3) Köhler H et al. Acute pancreatitis and hyperamylasemia in pancreatic carcinoma. Pancreas. 1987；2(1)：117-119
4) Kimura Y et al. Acute Pancreatitis as a Possible Indicator of Pancreatic Cancer：The Importance of Mass Detection. Intern Med. 2015；54(17)：2109-2114
5) 岡崎彰仁ほか．早期慢性膵炎の長期経過観察からみた膵癌発生の可能性について．胆と膵．2016；37(4)：399-407

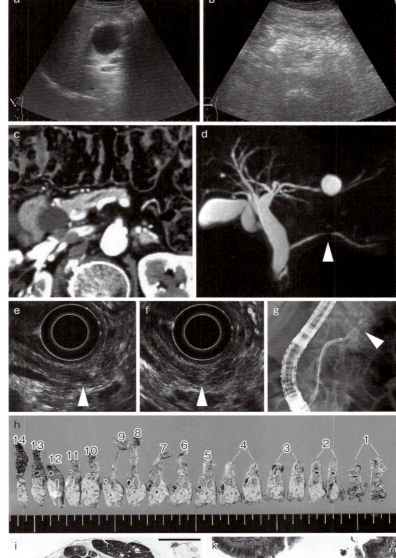

図2　膵上皮内癌の症例
(巻頭カラー参照)

膵癌家族歴あり．検診目的の腹部USで総胆管拡張を認めた (a)．膵臓の描出は不良であった (b)．造影CTでは膵腫瘤は指摘できなかった (c)．MRCPでは膵体部に限局性主膵管狭窄を認めた (d：▲)．EUSでは膵体部で主膵管の狭小化を認め (e：▲)，周囲には限局性脂肪置換をうかがわせる高エコー領域を認めた (f：▲)．ERCPでは膵体部に主膵管狭窄を認め (g：▲)，SPACEを施行し陽性．膵上皮内癌の診断の下，膵体尾部切除術を施行 (h)．病理組織学的に膵上皮内癌と診断された (i～k)．

第2章　膵癌早期診断の実践

2 中核病院での画像検査と所見の特徴

A 膵精密US

1. 膵精密USの適応

- 膵癌のスクリーニングには腹部USが最も適しており，膵癌診療ガイドラインにおける膵癌診断アルゴリズムの中では最も初期に行われる検査に位置している[1]．
- 当院における膵精密US（以下，膵US）は胆膵領域描出に特化した検査であり，心窩部痛や糖尿病の悪化，膵酵素やCA19-9の上昇など，膵疾患の存在が疑われるときに適応となる．
- かかりつけ医や検診施設の腹部USにおいて，膵腫瘍や膵嚢胞または膵管拡張などの膵癌の間接所見が指摘された際，侵襲の少ない精密検査として膵USは非常に有用である（図1）．
- 膵USは膵嚢胞や膵管拡張などの膵癌高危険群の経過観察のモダリティとし

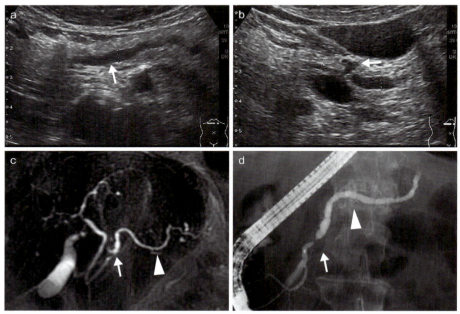

図1　上皮内癌の膵US像，MRCP像，およびERP像
a：膵USでは拡張した主膵管（↑）を認める．
b：膵USで膵管狭窄部に一致して嚢胞（↑）を認める．
c：MRCPでは膵頭部に膵管の狭窄部と嚢胞（↑），尾側の膵管拡張（▲）を認める．
d：ERPでは膵頭部に狭窄（↑）を認め，尾側の軽度膵管拡張（▲）を認める．

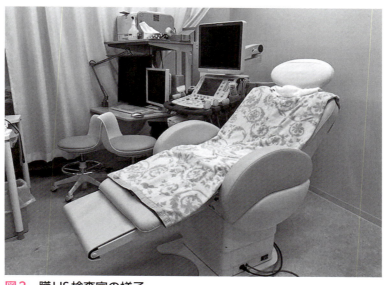

図2　膵US検査室の様子
自動で座位から半座位に体位変換が可能な検査台．背もたれは60°になるよう調整されている．

ても有用である．

2. 膵USの実際[2)]

a. 半座位での観察および体位変換

- 半座位にすると胃内のガスが移動し，かつ肝臓が下垂し音響窓となるため，膵臓の描出がしやすくなる．そのため，当院で施行している膵USは常に半座位で行われる．この際，腹直筋の緊張を軽減するため，背もたれが調節できる可動式ベッドを用いる（図2）．
- 膵臓は後腹膜臓器であるにもかかわらず可動性を有するため，膵体尾部の病変は右側臥位，胆道系および膵頭部の病変は左側臥位で検査を行うと描出しやすくなる．

b. 胃充満法

- 膵体尾部から膵尾部までは胃内ガスのため，通常の観察では描出不十分であることが多い．そのため，当施設では同部位を描出する際には350 mL程度の飲料を被検者に飲んでもらい，胃内に液体を貯留させることでガスを取り除く胃充満法を用いている（図3）．

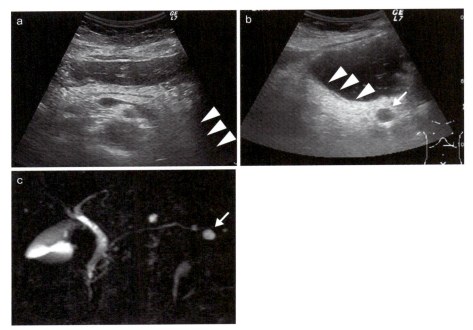

図3　胃充満法による膵体尾部の描出
a：飲水前は膵体尾部の描出は不良（▲）．
b：飲水後は膵体尾部の描出は明瞭となり（▲），MRCPでみられた膵尾部の囊胞が描出された（↑）．
c：MRCPでは膵体部および膵尾部（↑）に囊胞を認める．

c．高周波プローブの使用

● 画像の解像度が十分でない場合，囊胞と充実性病変の鑑別に苦慮することが時としてある．また，囊胞内のdebrisか結節かの判断に難渋した際には，病変をできるだけ体表近くに描出させ，高周波のプローブを用いることでより診断しやすくなることがある．

d．膵描出マニュアル（図4）

● 描出を漏れなく行うため，当施設では膵描出マニュアルを作成し，マニュアルに基づいた描出および画像記録を行っている．

①正中矢状走査：腹部大動脈から腹腔動脈（celiac artery：CA），上腸間膜動脈（superior mesenteric artery：SMA）を描出し，膵周囲のリンパ節の腫大，膵輪切りでの主膵管の拡張の有無を確認する．

②心窩部横断走査：プローブを横軸へと回転し，横断像でもCA，脾動脈（splenic artery：SpA），総肝動脈（common hepatic artery：CHA）を描出し，リンパ節の腫大の有無を確認する．

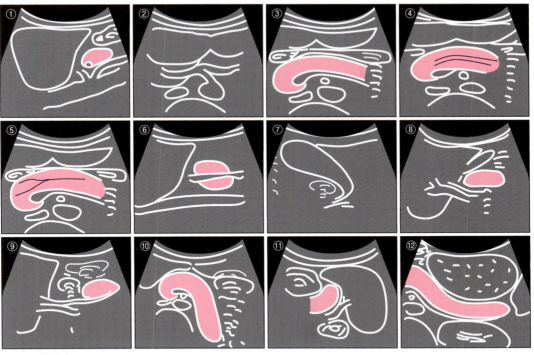

図4 膵描出マニュアル

③心窩部横断走査：膵体部をなるべく広範囲に長軸像で描出し，脾静脈（splenic vein：SpV）の走行とその腹側の膵を観察する．

④心窩部横断走査：画面を拡大し，膵体部での主膵管（main pancreatic duct：MPD）の径を計測し，拡張の有無を確認する．

⑤心窩部横断走査：プローブを膵長軸に沿って被検者の右方へ移動し，膵頭部を観察する．主膵管も膵体部から膵頭部側へ乳頭付近まで可能な限り追跡し，拡張が認められた場合，その径も計測する．

⑥右肋弓下縦走査：プローブを回転し門脈の走行に沿った矢状方向走査で，膵頭下部から鉤部の全景および門脈，下大静脈との関係を十分に観察する．

⑦右肋弓下走査：胆囊長軸像を観察し，胆囊腫大，胆石の有無などを確認する．

⑧右肋弓下縦走査：肝門部，門脈，胆管，膵頭上部を観察し，胆管拡張の有無などを確認する．

⑨右肋弓下縦走査：胆管を追って膵内胆管の狭窄や閉塞の有無，膵頭部の観察を行う．

⑩左肋弓下縦走査：膵体部の長軸像からSpVに沿ってプローブを左方向へ移動させ，膵体尾部の長軸像を描出する．

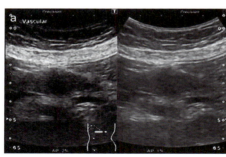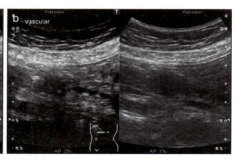

図5 膵癌の造影US
a：造影前
b：造影40秒後．周囲の膵実質は染影されているが，病変はhypovascularであり，膵癌が疑われた（左：造影mode，右：モニター）．

⑪左肋間走査：脾門部を描出し，SpV腹側にある膵尾部の先端を描出する．
⑫心窩部横断走査：胃充満法を用いて膵体尾部をくまなく観察する．この際右側臥位で行うと，膵体尾部がさらに明瞭に描出される．

3. 造影US

- 膵腫瘤性病変の鑑別における造影USの有用性が報告されており，膵癌診断におけるpooled sensitivityおよびpooled specificityはそれぞれ0.90（95％CI：0.89〜0.92）と0.88（95％CI：0.84〜0.90）である．
- 膵癌はhypovascularな腫瘤として描出されることが多い（図5）．また，腫瘍内に異常血管や壊死を反映する造影不良な部分を認めることがある．
- 膵病変の質的診断と同時に，肝転移の有無も評価することが可能であり，進展度診断に有用である．

4. 膵USの成績[3]

- 当施設において，一般USと膵USが行われている同一症例に対しMRIを基準として5mm以上の膵嚢胞の描出能に関して検討したところ，膵USが有意に優れていた［嚢胞検出感度：膵US vs一般US＝92.2％（95％CI，89.7％〜94.7％）vs 70.2％（95％CI，66.0％〜74.5％）（p＜0.001）］．
- 描出能の差は膵臓全ての部位において膵USが有意であったが（p＜0.001），部位別にみると，膵鉤部および膵頭下部は88.7％ vs 74.2％，膵頭部は97.5％ vs 69.5％，膵体部は97.1％ vs 81.0％，膵体尾部は89.0％ vs 67.0％，膵尾部は66.7％ vs 26.7％と，膵頭部および膵尾部でその差は顕著であった．

5. 膵USを用いた膵癌高危険群に対する経過観察

- 当施設では，膵癌の危険因子としてUS所見における主膵管拡張や囊胞性病変がそれぞれ独立した危険因子であることを明らかにしてきた[4]．
- 膵囊胞や膵管拡張などの膵癌危険因子を有する症例の経過観察に，膵USは有用である．
- 当施設の膵検診の成績では，1998年から2014年の間に膵USを用いて経過観察を施行され，膵悪性腫瘍と診断された症例は33例であった．
- 診断された膵悪性腫瘍33例のうち，21例が通常型膵管癌で，12例が膵管内乳頭粘液性腫瘍（intraductal papillary mucinous neoplasm：IPMN）由来癌（intraductal papillary mucinous carcinoma：IPMC）であった．診断時の病期については，通常型膵管癌では，0期3例，ⅠA期5例，ⅡA期2例，ⅡB期2例，Ⅲ期8例，Ⅳ期1例で，IPMCでは，0期8例，ⅠA期2例，ⅡB期2例であった[5]．

（蘆田玲子）

文献

1) 日本膵臓学会膵癌診療ガイドライン改訂委員会（編）．膵癌診療ガイドライン 2016年版．金原出版，2016
2) 蘆田玲子ほか．体外式膵超音波走査法の工夫（膵精密エコー法）．胆と膵．2015；36(7)：627-631
3) Nakao M et al. Evaluating the ability to detect pancreatic lesions using a special ultrasonography examination focusing on the pancreas. Eur J Radiol. 2017；91：10-14
4) Tanaka S et al. Slight dilatation of the main pancreatic duct and presence of pancreatic cysts as predictive signs of pancreatic cancer：a prospective study. Radiology. 2010；254(3)：965-972
5) 蘆田玲子ほか．腹部超音波検査による膵癌スクリーニング．膵臓．2017；32(1)：30-37

第2章 膵癌早期診断の実践

2 中核病院での画像検査と所見の特徴

CT

1. CTの適応
- 腹部USやその他の画像検査にて，膵腫瘍や膵管拡張など膵癌の可能性が疑われる場合．
- 臨床的に体重減少，背部痛，糖尿病など膵癌が疑われる場合や，CA19-9，CEAなど腫瘍マーカーの上昇がみられる場合．

2. CT検査のプロトコルと留意点
- 膵癌は線維性間質に富んだ乏血性腫瘍であり，その検出，質的診断や進展度診断には造影剤急速注入後に多相撮像を行うdynamic CTが必要である．
- 当院での膵臓精密検査用のCTプロトコルを**表1**に示す．
- 横断像のみでは腫瘍の評価が十分に行えない場合があり，膵管との関係や周囲浸潤の有無に関しては，1 mm以下のthin slice画像を用いた斜冠状断像などの再構成画像を作成して評価を行う．
- 膵癌は通常，膵実質相で最も実質とのコントラストがつき，低吸収病変として描出される．平衡相にかけて漸増性に増強され，平衡相やsuper delayの画像では相対的に高吸収病変として描出される（**図1**）．
- 上記のような多時相撮像やthin sliceでの撮像は被曝の増加につながるため，検査前に適応を見極め，撮像するからには適切なプロトコルで検査を行う必要がある．不適切なプロトコルや5 mm以上のslice厚で漫然と検査を繰り返すようなことがあってはならない．

3. 画像読影の実際
- 画像読影は医用画像管理システム（picture archiving and communication systems：PACS）を用いて全ての画像をモニターに表示して，くまなく観察する必要がある．その際に，各撮像画像でチェックすべき項目を頭の中でしっかりと整理して読影することが重要である．
- 読影に際してはまず，膵全体を観察し，実質の不均一な萎縮，膵管の拡張，嚢胞形成の有無をチェックし，これらの変化を認めた際にはその原因となっている病変（腫瘤）を検索する[1,2]．
- 膵癌の検出は上記のごとく，膵実質が最も強く濃染する膵実質相で，鋭敏で

表1 当院での膵臓精密検査用のCTプロトコル

	撮像範囲	造影剤注入開始後	slice厚	追加再構成画像
単純	肝〜腎		2.5mm	
早期動脈相	肝〜腎	25秒	2.5mm	VR
膵実質相	肝〜腎	40秒	2.5mm	MPR（斜冠状断；2方向）
門脈相	肝〜腎	70秒	2.5mm	MPR（斜冠状断；2方向）
静脈相	肝〜骨盤	180秒	2.5mm	

①造影剤は高濃度（350mgI/mL）のものを用いて，総量1.8mL/kg/体重を30秒間で急速静注を行う．
②20mm以下の小さな病変を確実に描出することや膵管の軽微な変化を把握するために，CTのslice厚は最低でも2.5mm以下とすることが望ましい．

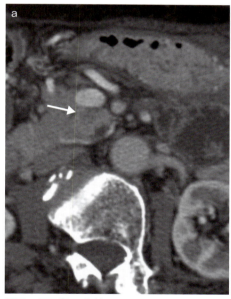 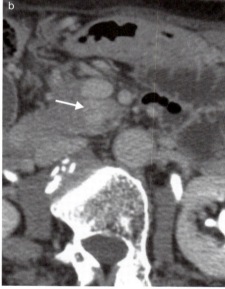

図1 77歳 女性
a：膵実質相．膵鉤部に淡い乏血性結節がみられる（↑）．
b：super delay（300秒後撮像）．同病変は相対的に高吸収を示す（↑）．

あるが等吸収腫瘍として描出され，腫瘤として認識されない場合がある[3,4]．このため，平衡相やsuper delayの画像で相対的高吸収病変を探すこと，膵管拡張や実質萎縮などの二次性変化に着目することも重要である（図2，3）．

- 早期動脈相画像はCT arteriographyに適しており，multi-planar reconstruction（MPR）やvolume rendering（VR）画像を作成し，術前血管解剖評価として用いる．門脈相画像は門脈から上腸間膜静脈にかけての浸潤の有無ならびに肝転移の検索に有用である．
- 膵癌，特に10mm以下の早期膵癌では濃度分解能の問題もあり，適切なプ

第2章　膵癌早期診断の実践

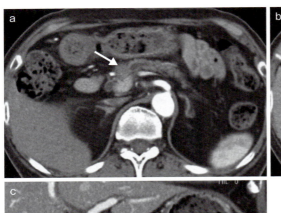
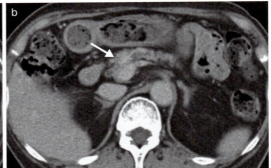
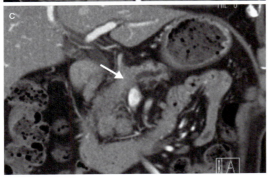

図2　77歳　女性　dynamic CT
a：膵実質相．膵体尾部に膵管拡張を認める．膵管狭窄部には膵実質相で僅かに低吸収病変が疑われる（↑）が，腫瘤としての認識は困難である．
b：平衡相．膵管狭窄部は平衡相にかけて漸増性に増強され，高吸収病変を呈する（↑）．
c：膵実質相斜冠状断像．斜冠状断像では12mm程度の乏血性結節として描出されている（↑）．

ロトコルで撮像しても必ずしも腫瘤自体が描出されるとは限らない．膵管拡張や狭窄，実質萎縮や囊胞形成などがみられるものの腫瘤自体の描出がされない場合には安易に経過観察とせず，濃度分解能に優れ，拡散強調像やMRCPなどでの評価も可能なMRIやERCP，EUSでの精密検査につなげる必要がある．また，血管造影下CTが有用な症例も存在するが侵襲的であり，その有用性は限局的である（**図4**）．
● 腫瘤形成性膵炎や限局性自己免疫性膵炎など良性の腫瘤性病変との鑑別も，CT単独では困難な症例が存在するため，MRI，EUSなど一連の画像検査，生検を併せて総合的に診断を行う必要がある．

4. 膵癌診断のピットフォール

● 多くの膵癌は膵管拡張など二次性変化を伴うが，こういった変化を伴わず，見落とされやすい膵癌が存在する．

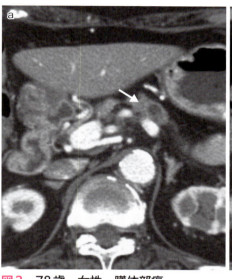
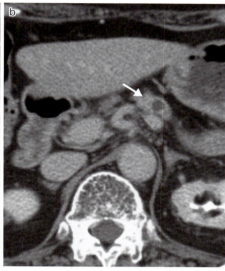

図3　78歳　女性　膵体部癌
a：膵実質相．膵体尾部に膵管拡張を認め，膵管狭窄部に9mm程度の乏血性結節が疑われる（↑）．
b：super delay（300秒後撮像）．膵管狭窄部は相対的に高吸収病変として描出されている（↑）．

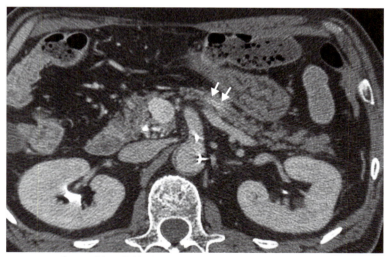

図4　69歳　男性　血管造影下CT後期相
軽度の膵管拡張が経過でみられたが，dynamic CT，MRIで病変が同定できなかった症例．血管造影下CTでは膵管に沿って線状の造影効果が確認され（↑），手術にて早期膵癌と診断された．

- 特に注意すべきは膵鉤部やgroove領域，また膵尾部辺縁に存在する膵癌であり，これらは二次性変化を伴わない場合が多いことに加え，膵外への進展を呈することが多く，注意が必要となる（図5，6）．このため，膵実質の輪

第2章　膵癌早期診断の実践

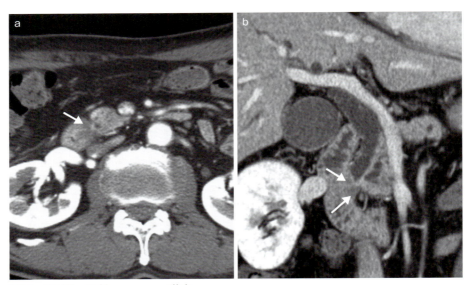

図5　66歳　男性　groove膵癌
a：膵実質相．膵頭部と十二指腸下行脚の間（groove領域）に板状低吸収域を認める（↑）．
b：門脈相斜冠状断像．斜冠状断像では総胆管や主膵管との関係が把握しやすく，病変の存在も明瞭である（↑）．

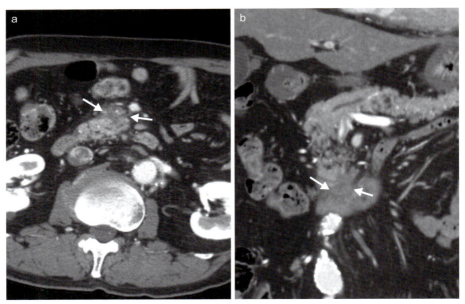

図6　76歳　女性　膵鈎部から膵外突出
a：膵実質相，b：斜冠状断像
膵鈎部から膵外に突出するように低吸収結節を認める（a, b↑）．こういった症例では膵管，胆管の拡張がみられないことがあり，膵実質の輪郭を丁寧に評価しないと見逃す可能性があるため，注意が必要である．

郭を丁寧に追うことと，周囲脂肪組織や血管の変化にも着目して読影を行うことが重要である．

（井上　大・蒲田敏文）

文　献

1) Tanaka S et al. Slight dilatation of the main pancreatic duct and presence of pancreatic cysts as predictive signs of pancreatic cancer：a prospective study. Radiology. 2010；254(3)：965-972
2) Ahn SS et al. Indicative findings of pancreatic cancer in prediagnostic CT. Eur Radiol. 2009；19(10)：2448-2455
3) Yoon SH et al. Small（≦20mm）pancreatic adenocarcinomas：analysis of enhancement patterns and secondary signs with multiphasic multidetector CT. Radiology. 2011；259(2)：442-452
4) Kim JH et al. Visually isoattenuating pancreatic adenocarcinoma at dynamic-enhanced CT：frequency, clinical and pathologic characteristics, and diagnosis at imaging examinations. Radiology. 2010；257(1)：87-96

第2章　膵癌早期診断の実践

2 中核病院での画像検査と所見の特徴

C MRI（MRCP）

1. 膵癌の拾い上げ

- 膵癌高危険群（膵癌家族歴・糖尿病・膵嚢胞・慢性膵炎・急性膵炎の既往など）における膵異常所見の拾い上げには，MRCP，EUSがCTより有用であったとの報告がある[1]．

2. 小膵癌診断におけるMRCPの有用性

- 小膵癌の拾い上げにはMRCPで膵管異常を，EUSで膵実質異常を捉える．膵癌の間接所見として膵嚢胞と主膵管の異常（狭窄・口径不同）に注意が必要であり，MRCPはこれらの評価に非常に有用である．
- MRCPによる上皮内癌（carcinoma in situ：CIS）に伴う異常所見検出率は，限局性膵管狭窄が55.1％，膵管拡張もしくは嚢胞が93.1％と報告されている[2]．一方，MRIのCISに伴う膵実質異常（腫瘤・線維化）検出率は0％とも報告されている．
- 我々の施設でMRCPを施行したCIS症例（n＝14）においても，膵管狭窄が50％，分枝異常が50％と膵管異常を多く認めたが（図1，2），T1強調像や拡散強調像（diffusion-weighted image：DWI）による10 mm以下の小腫瘤の描出能は低く，小膵癌の腫瘤描出にはEUSの併用が必要である（表1）．

3. 軽微な膵管異常における注意点

- 小嚢胞のみであっても進行癌を合併していることがある．図3のTS1膵癌症例では，MRCPで腫瘍とは関連のない膵嚢胞を認めるのみで，癌周囲の膵管異常はERPにおいても描出されなかった．
- 小嚢胞のみを認める症例においても，進行癌の見落とし予防のために，MRCPによる膵管の評価だけでなく，断層画像（T1強調像：T1WI・T2強調像：T2WI・DWI）による膵実質の評価や，EUSによる充実性腫瘤の確認・線維化を示唆する淡い低エコーの確認が必要である．
- 膵管異常が軽微であってもERCPおよびENPD留置下のSPACEを考慮すべきである[3〜5]．

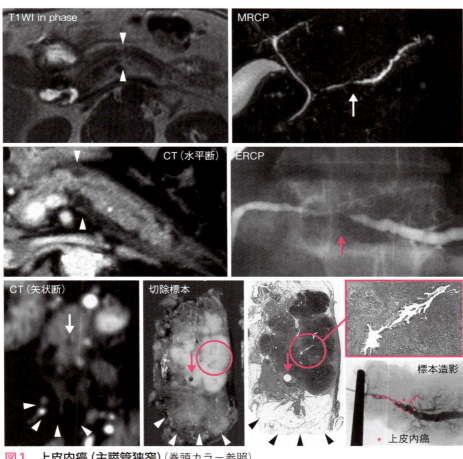

図1　上皮内癌（主膵管狭窄）（巻頭カラー参照）
65歳男性．急性膵炎を契機に受診．T1WIで，膵体部膵実質に脂肪変性を示唆する高信号域が入り込んでいた（▲）．MRCP・ERCPでは，主膵管狭窄（↑）および上流膵管拡張を認めた．切除標本では狭窄部近傍主膵管（↑）および分枝膵管に上皮内癌（○）を認め，周囲に著明な脂肪変性を認めた（▲）．CTでも膵管狭窄部（↑）周囲は脂肪変性（▲）を示唆する低吸収域となっていた．

4. 膵脂肪変性・膵萎縮と膵癌

- 膵萎縮や脂肪化も早期膵癌を疑う画像所見として重要な所見である．膵萎縮・脂肪化・線維化は加齢性の変化として認められる，との報告もなされているが，近年CISの随伴所見として注目されている[6〜8]．
- 限局性脂肪浸潤の診断には，in/out of phaseのT1WIが有用とされている[9]．我々も癌に随伴して脂肪変性を伴う症例（図1，4）[10]や高齢者の霜降り状の膵実質の中に結節を認める症例（図5）を経験している．

第2章 膵癌早期診断の実践

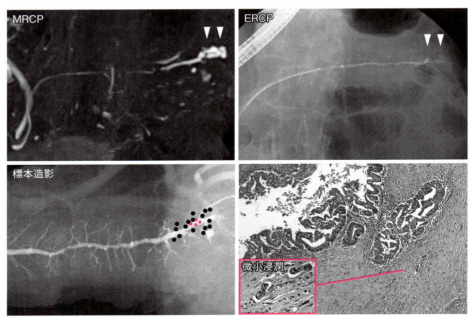

図2　T1a膵癌（分枝拡張）（巻頭カラー参照）
65歳男性．糖尿病で通院中に膵酵素軽度高値を指摘．MRCP・ERCPで膵尾部分枝異常を認め（▲），同部の洗浄細胞診で腺癌細胞を認めたため，膵体尾部切除術を施行．切除標本では拡張した分枝内に上皮内癌（●）を認め，一部に微小浸潤（●）を認めた．

表1　10mm以下膵癌のMRCP/MRI所見

	CIS (n=14)	T1a (n=6)	T1b (n=7)	計 (n=27)
局在（頭部/体尾部）	4/10	3/3	6/2※	13/15※
主膵管狭窄	50%	83.3%	100%	70.4%
癌部分枝拡張	50%	83.3%	57.1%	59.3%
腫瘤（T1WI）	14.3%	0%	28.6%	14.8%
拡散能低下（DWI）	7%	0%	28.6%	11.1%
嚢胞合併	57.1%	83.3%	42.9%	59.3%
限局性脂肪変性	50%	33.3%	42.9%	44.4%
EUS　淡い低エコー or 低エコー腫瘤	35.7%	66.7%	85.7%	55.6%

平均年齢 72.6　男女比 13：14
CIS：carcinoma in situ（上皮内癌）
T1：腫瘍が膵臓に限局，腫瘍径（mm）；T1a≦5, 5<T1b≦10
※頭部～尾部まで広範囲に上皮内癌が進展

5. IPMN合併膵癌

- 膵管内乳頭粘液性腫瘍（intraductal papillary mucinous neoplasm：IPMN）とは離れた膵実質に通常型膵癌が合併することがある（図6）．分枝型IPMN

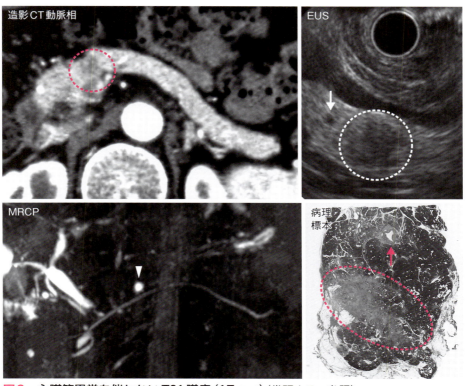

図3 主膵管異常を伴わないTS1膵癌（17mm）（巻頭カラー参照）
65歳女性．造影CTでは動脈相で膵体部に造影不良域（◯）を認めるが，尾側膵管の拡張はなく，MRCPでも小囊胞（▲）を認めるのみで，膵管癌を疑う主膵管狭窄はなし．EUSでは門脈近傍に辺縁不整な低エコー腫瘤（◯）として描出されており，主膵管（↑）とは少し離れている．病理標本においても主膵管内に腫瘍細胞を認めず，浸潤癌（◯）と主膵管（↑）の間に正常な腺房組織を認めていた．MRCPで認められた囊胞内には腫瘍性病変は認められなかった．
TS：tumor size（腫瘍の大きさ），TS1：腫瘍径≦20mm

の癌化率（intraductal papillary mucinous carcinoma：IPMC）より併存膵癌の発症率の方が高く，その頻度は決して低くない（2〜9.3％）．
- このため，IPMN病変と離れた部分の膵管異常や充実性腫瘍の有無を十分に確認しなければならない．自験例の10mm以下の小膵癌においても，主病巣とは離れた部分に，囊胞を57.1％に認めた（表1）．
- 併存膵癌に随伴するIPMNは囊胞径が小さいとの報告もある[11]．MRCPで膵小囊胞のみを認める症例（図3，5）においても，T1WI/DWI・EUSによる腫瘤の確認や，厳重な経過観察が必要である．

第2章　膵癌早期診断の実践

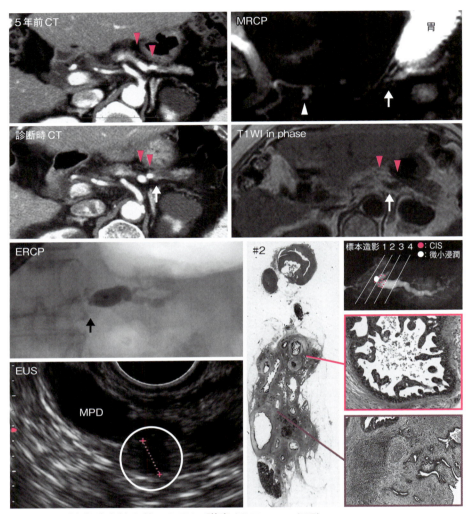

図4　限局性脂肪変性を伴ったT1a膵癌（巻頭カラー参照）

75歳女性．肝細胞癌術後．膵癌診断の5年前のCTで膵体部膵実質が著明に萎縮．膵癌診断時のT1WIでも膵体部膵実質に脂肪変性を示唆する高信号域が入り込んでいた（▲）．CTでは同部尾側の主膵管の拡張を認め（↑），EUSで狭窄部周囲に低エコー域を認めた（○）．MRCP・ERCPでは体部主膵管狭窄（↑）および上流膵管拡張を認めた（MRCPでは陰性造影剤を服用していなかったため，胃液が描出され不明瞭となっている）．切除標本では狭窄部上流の分枝膵管・主膵管内に上皮内癌を認めた．狭窄部周囲に微小浸潤および線維化を認め，同部をEUSで腫瘤として描出されたもの（○）と考えられる．周囲膵実質は著明な萎縮・脂肪変性を伴っていた．また，MRCPで頭部側に分枝拡張を認め，IPMNの合併が疑われる（▲）．

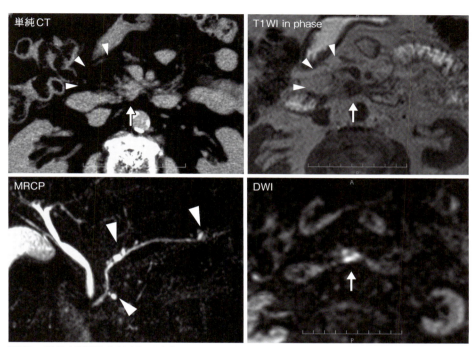

図5 膵鉤部脂肪変性部に発生したTS1膵癌（18×16mm）
83歳男性．単純CTで脂肪変性した膵鉤部（▲）に実質像（↑）を認める．MRIでも膵鉤部は著明な脂肪変性となっており，同部にT1WIで低信号の腫瘤性病変を認め，同腫瘤はDWIで拡散障害を認めた（↑）．MRCPでは多発する小囊胞（▲）を認めるが，膵管癌を疑う主膵管狭窄は認められない．

6. 膵癌のMRI像

- T1WI in phaseでは，正常膵は高信号（膵実質組織と脂肪織はともに高信号）を示す．このため，膵癌は結節状の低信号として描出され[12]，DWIにおいて拡散障害を認める．
- 造影MRIにおける造影動態はMDCTに準じる．
- CTにて描出困難な小さな膵癌の8割をMRIにて描出可能であったとの報告もある．
- DWIの正診率はMDCTと同等（84％ vs. 86％）と報告されており[13]，膵癌検出感度について上乗せ効果を有している．
- 膵野型膵癌の拾い上げにDWIが有用となることもあるが，膵癌は高頻度に尾部側の膵実質に随伴性膵炎を合併し，DWIで描出された異常所見について腫瘍性か炎症性かの質的診断を行うことは困難である[14]（図7）．

7. 膵癌診断におけるMRIの撮像法

- 膵癌を疑った場合のMRI（MRCP）は造影および3テスラ以上が望ましいとさ

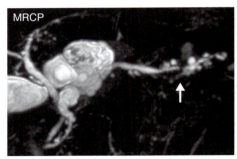
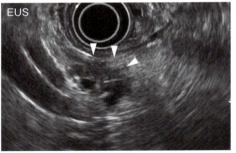

図6　IPMN合併TS1膵癌（15mm）
75歳男性．MRCPで膵頸部に内部に低信号を伴う囊胞性病変を認め，尾部膵管狭窄を認めた（↑）．尾部膵管狭窄部周囲にはEUSで辺縁不整な低エコー腫瘤として描出される腫瘤性病変を認めた（▲）．

れている（膵癌診療ガイドライン2016年版[15]）．筆者の施設では，膵癌の拾い上げには3テスラのMRIを用いてT1WI（in phase/out of phase），脂肪抑制T2WI，heavy T2WI，DWI，3D-MRCP，2D-MRCP，冠状断T2WIをルーチンとして撮像し，ほかのモダリティで膵腫瘍を指摘された場合は造影を併用している．

● MRIは放射線被曝がなく安全に撮像できる検査であるが，体内金属の有無・種類（型番）・装着時期などの確認を忘れてはいけない．近年はMRI対応チタン製機器なども普及しているが，特に消化管止血用クリップは患者が認識していないことが多いため，内視鏡治療歴のある症例は腹部X線画像などで確認が必要である．

（中島義博・吉田浩司）

文献

1) Park HS et al. Preoperative evaluation of pancreatic cancer：comparison of gadolinium-enhanced dynamic MRI with MR cholangiopancreatography versus MDCT. J Magn Reson Imaging. 2009；30（3）：586-595
2) 田村　崇ほか．膵上皮内癌における画像診断．肝胆膵．2017；75（3）：573-582
3) Yoshida K et al. Efficacy of the sequential cytology of the pancreatic juice for the early diagnosis of pancreatic carcinoma. Gut. 2002；51（Suppl Ⅲ），A207
4) 吉田浩司ほか．膵上皮内癌の診断は可能か．胆と膵．2009；30（4）：317-323
5) Satoh T et al. Acute pancreatitis-onset carcinoma in situ of the pancreas with focal fat replacement diagnosed using serial pancreatic-juice aspiration cytologic examination （SPACE）. Clin J Gastroenterol. 2017；10（6）：541-545
6) 菊山正隆ほか．膵体部高度脂肪化をCTにて確認した膵上皮内癌の3例．膵臓．2015；30（4）：626-632
7) Rebours V et al. Obesity and fatty pancreatic infiltration are risk factors for pancreatic precancerous lesions （PanIN）. Clin Cancer Res. 2015；21（15）：3522-3528

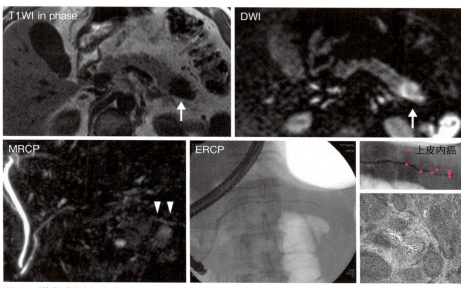

図7　膵炎合併上皮内癌（巻頭カラー参照）

65歳男性．T1WI in phaseで膵尾部に低信号の腫瘤性病変を認めた（↑）．同部はDWIで拡散障害を認めた（↑）．MRCPでは主膵管は不明瞭で（▲），ERCPにおいてもわずかな口径不同や分枝異常を認めるのみで，主膵管狭窄は認められなかった．SPACEで異型細胞を認めたため，膵体尾部切除を施行．術後標本で主膵管および分枝膵管内に上皮内癌を認め，周囲にはリンパ濾胞を多数認めた．これら炎症に伴うリンパ濾胞がMRIで腫瘤として描出されたものと思われる．

8) 青山　栄ほか．膵の加齢変化に関する組織学的検討．日老医誌．1979；16（6）：574-579
9) 蒲田敏文ほか．膵癌のMRCP．臨床画像．2014；30（12）：1328-1337
10) Yoshida K et al. A case of minute pancreatic carcinoma with focally fatty change of the pancreatic parenchyma. Pancreas. 2017；46（10）：1445
11) Tada M et al. Pancreatic cancer in patients with pancreatic cystic lesions：a prospective study in 197 patients. Clin Gastroenterol Hepatol. 2006；4（10）：1265-1270
12) 渡邊祐司ほか．図を見てわかる 膵疾患のMRI，日本メディカルセンター，2017
13) Takakura K et al. Clinical usefulness of diffusion-weighted MR imaging for detection of pancreatic cancer：comparison with enhanced multidetector-row CT. Abdom Imaging. 2011；36（4）：457-462
14) 菊山正隆ほか．実質内発生の小膵癌をどのように疑うか．肝胆膵．2017；75（3）：595-602
15) 日本膵臓学会．膵癌診療ガイドライン2016年版，金原出版，2016

第2章　膵癌早期診断の実践

2 中核病院での画像検査と所見の特徴

EUS（観察）

1. EUSの適応
- 腹部US，CT，MRIなどの画像検査にて，膵に何らかの異常（膵内腫瘤，主膵管狭窄，拡張分枝膵管，限局性膵萎縮など）を認める場合が良い適応である[1]．
- 急性膵炎例やアミラーゼなどの膵酵素高値例の原因精査として施行が勧められる．
- 膵管内乳頭粘液性腫瘍（intraductal papillary mucinous neoplasm：IPMN）や遺伝性要因など，膵癌発生の高危険度群に対する膵精査および定期的なfollow-upにも施行が勧められる[2,3]．

2. 使用内視鏡（ラジアル型かコンベックス型）の選択
- 両型とも全膵の観察が可能である[4〜6]．
- ラジアル型は膵の長軸像を得やすく異常部位の同定をしやすい利点があるが，膵頭体移行部の描出に高い技術を要する．
- コンベックス型は膵頭体移行部や脾門近くの膵尾部の描出が容易である特性を持っている反面，膵長軸方向の画像が得られにくいことが欠点である．
- 両型を有している施設では，各々の特性を考慮して，部位や間接所見の性状からスコープを選択しているのが現状である．
- 膵病変や腹腔内リンパ節腫大などの上部消化管周囲の病変に対するFNAを予定している場合には，コンベックス型を優先して使用する．
- コンベックス型での観察で情報が不足する場合は，ラジアル型での観察を追加することで情報を補完する．

3. 観　察
- 観察法に関する論文[4〜6]，ライブデモンストレーション，熟練医の下での見学などを利用し，十分に方法論を習得する必要がある．
- 初学者が行う場合は，熟練した内視鏡医の監督下に行うのが最良で，描出困難部位は術者を交代して見逃しのないようにする必要がある．
- 両型どちらを使用する際にも，胃内，十二指腸球部，十二指腸下行脚の3つの部位から観察することが重要である．
- 主膵管狭窄や口径不同，分枝膵管の拡張，膵実質萎縮は膵癌を疑う間接所見

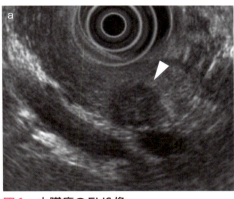 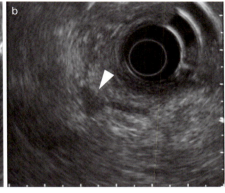

図1　小膵癌のEUS像
腫瘤が小さい場合でも，膵癌に特徴的な所見を有することが多い．周囲との境界は明瞭で，輪郭は僅かながらも外側凸の結節状を呈する．腫瘤は全体低エコーで，内部に不整中心高エコーを明確に認める例（a：▲）と明確でない例（b：▲）がある．

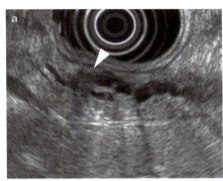 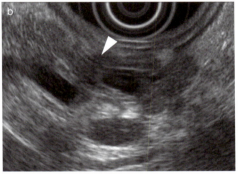

図2　主膵管狭窄を有する小膵癌のEUS所見
a：主膵管狭窄部近傍に輪郭不整の低エコー腫瘤像を認め，小膵癌と診断する（▲）．
b：拡張主膵管を尾側から頭側に追って観察することにより，低エコーの小腫瘤像が指摘可能である（▲）．

であり[1]，これらの所見の周囲の膵実質を入念に観察する必要がある．
- 膵に腫瘤を指摘した場合は，大きさ，境界，輪郭，内部性状，膵実質内での位置（膵表面への露出，主膵管との位置関係），および周囲の脈管などとの関係を評価する．

4. 小膵癌のEUS所見

- 通常型膵癌のEUSによる典型所見としては，境界明瞭，輪郭不整あるいは結節状，低エコーで内部不整中心高エコーとされるが，小さな膵癌（小膵癌）でも境界明瞭，輪郭やや結節状が特徴としてみられる（図1）．
- 主膵管狭窄＋尾側拡張は膵癌の存在を強く疑う所見であり，拡張主膵管を尾側から頭側に向かって観察し，狭窄部近傍の腫瘤の有無を判定する（図2）．

第2章　膵癌早期診断の実践

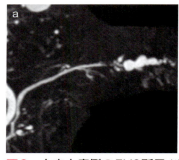 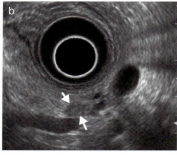 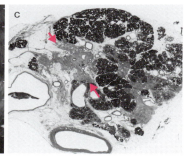

図3　上皮内癌例のEUS所見（巻頭カラー参照）
a：MRCP．膵体尾部主膵管に限局性の狭窄を認める．
b：EUS．主膵管狭窄近傍に境界やや不明瞭な低エコー域を認める（↑）．
c：病理組織．分枝膵管内に上皮内癌がみられ，その周囲に腺房脱落と線維化がみられる（↑）．

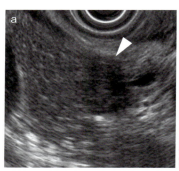 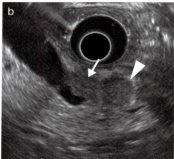 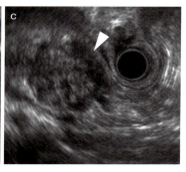

図4　特殊型膵癌のEUS所見
a：腺扁平上皮癌：輪郭の一部に膨張性発育の要素を有し，内部のエコー輝度がやや高い（▲）．
b：退形成性癌：類円形の膨張性発育を示す低エコー腫瘤（▲）と連続して不整な低エコー腫瘤部を認める（↑）．
c：粘液癌：粘液を示す無エコー領域内に，間質の増生を反映する網状の高エコーを認める（▲）．

- 膵上皮内癌例では，主膵管狭窄近傍に境界やや不明瞭の低エコー領域を認めるのが特徴の一つであり，病理組織学的には腺房脱落＋線維化に相当していると考えられている（**図3**）．

5. 特殊型膵癌のEUS所見

- 特殊型膵癌として，腺扁平上皮癌，退形成性癌，粘液癌，腺房細胞癌などの特徴を知っておくと鑑別診断に役立つ．
- 腺扁平上皮癌，退形成性癌は，腫瘍の輪郭の一部に膨張性発育要素があり，内部エコーが通常型膵癌に比べ，やや高い特徴がある（**図4a，b**）．
- 粘液癌は，囊胞部内に網目状の高エコーを呈する（**図4c**）．
- 退形成性癌と腺房細胞癌は，膵管内腫瘍の形態を呈することがあり，膵管内

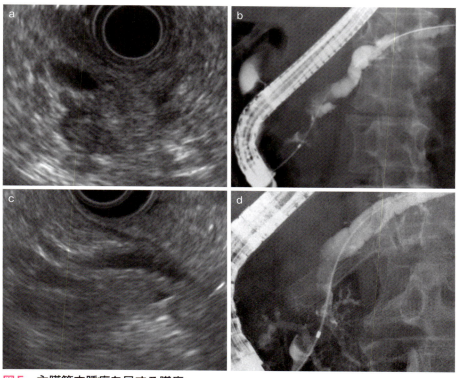

図5　主膵管内腫瘤を呈する膵癌
退形成性癌は時に膵管上皮下で腫瘍増殖し，主膵管内腫瘤を呈する（a：EUS，b：ERCP）．腺房細胞癌は膵管内に腫瘍栓の形態で入り込む．内部エコーが均一，多結節増殖を特徴とする（c：EUS，d：ERCP）．

の充実性腫瘤を認めた場合には鑑別に挙げる必要がある（図5）．

（林　毅・真口宏介）

文献

1) 菅野　敦ほか．膵癌早期診断の現状―膵癌早期診断研究会における多施設研究の結果をもとに―．膵臓．2017；32（1）：16-22
2) Kamata K et al. Value of EUS in early detection of pancreatic ductal adenocarcinomas in patients with intraductal papillary mucinous neoplasms. Endoscopy. 2014；46（1）：22-29
3) Harinck F et al. A multicentre comparative prospective blinded analysis of EUS and MRI for screening of pancreatic cancer in high-risk individuals. Gut. 2016；65（9）：1505-1513
4) Inui K et al. Standard imaging techniques in the pancreatobiliary region using radial scanning endoscopic ultrasonography. Dig Endosc. 2004；16（s1）：S118-133
5) Yamao K et al. Standard imaging techniques of endoscopic ultrasound-guided fine- needle aspiration using a curved linear array echoendoscope. Dig Endosc. 2007；19（s1）：S180-205
6) 林　毅．胆道系の観察　ラジアル型とコンベックス型の描出法と使い分け．胆と膵．2016；37（臨増）：1111-1112

第2章　膵癌早期診断の実践

2 中核病院での画像検査と所見の特徴

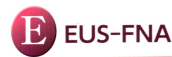
E　EUS-FNA

1. EUS-FNAの適応

- 腫瘍性病変の鑑別診断，癌の進展度診断，化学/放射線療法施行前の組織学的確定診断など，EUS-FNAの病理診断が治療方針決定に寄与すると考えられる症例が適応となる．
- 一般的には10mm以上の腫瘍としてEUSで認識が可能であれば，EUS-FNAは可能である．逆に腫瘍として認識できない病変（膵上皮内癌など）に対する適応は，基本的にはない．
- 画像上，膵癌が強く疑われ，かつ切除可能と判断される術前症例に対する適応は，needle tract seedingや偶発症による手術延期の危惧などもあり，施設により異なる．
- 近年，切除可能やボーダーライン切除可能膵癌では術前補助化学（放射線）療法が行われるようになっており，その際には治療開始前に病理診断をつけることが望ましく，EUS-FNAの良い適応である．

2. 穿刺針の種類，手技の方法

- 穿刺針には19～25G針まで複数の種類があり，穿刺針が太いほど採取検体量が多く，診断能の向上が期待されるが，穿刺部位や腫瘍径，対象疾患によりその診断能も異なるため，穿刺針の径と診断能を比較した検討では，各試験の結果に一貫性はなく，推奨される穿刺針は存在しない[1～5]．
- 近年，FNA針のみでなく，組織診用の検体採取（core生検）を目的とした特殊な形状の針も販売されている（図1）．
- また，吸引の方法，スタイレットの有無，穿刺方法など，様々な手技による比較試験が行われている（表1）[6～11]．いずれも強く推奨されている手技・手法は存在せず，各穿刺針の構造や特性，手技・手法のメリット・デメリットを十分に理解し，穿刺目的や部位に応じた選択が良好な検体採取には重要である．

3. 迅速細胞診

- 迅速病理診断（rapid on-site evaluation：ROSE）は検査中に検体量だけでなく，目的とする細胞が採取できているかどうかを確認できる点で，診断能を

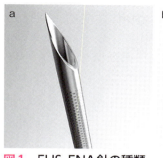 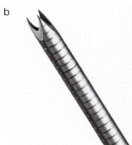 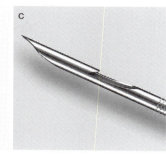

図1 EUS-FNA針の種類
a：EZ shot 3 Plus®（オリンパス社）
b：Acquire™（Boston Scientific社）
c：EchoTip ProCore®（Cook Medical社）

表1 EUS-FNAの様々な手技・手法

手技・手法	
穿刺針のサイズ	19G，20G，22G，25G
穿刺針のタイプ （core生検のみ記載）	EchoTip ProCore®（Cook Medical社） Acquire™（Boston Scientific社） SharkCore™（Medtronic社）
吸引の方法	10〜20mLシリンジでの吸引（標準） 50mLシリンジでの高圧吸引[6] wet suction（内腔を生食で満たし陰圧をかける方法）[7] slow-pull（スタイレットを引きながら陰圧をかける方法）[8] without stylet（スタイレットを用いない）
スタイレットの有無	スタイレットあり（標準） スタイレットなし[9]
穿刺の方法	door-knocking法[10]，通常法

（文献6〜11）より引用）

高め[12]．穿刺回数の減少による合併症の減少が期待できる．
- しかし一方で，ROSEが可能な施設は限られており，European Society of Gastrointestinal Endoscopy（ESGE）guideline 2017でも，ROSEの併施は強くは推奨されていない[5]．また，ROSEなしでの診断能向上の取り組みもなされている[13]．

4. EUS-FNAの成績

- 膵充実性腫瘍に対するEUS-FNAの診断能は，感度86.8％，特異度95.8％と高い数値が示されている[14]．膵癌に限定した診断能のメタ解析では，pooled sensitivity 0.89（95% CI：0.88〜0.90），pooled specificity 0.96（95% CI：0.95〜0.97）と極めて高い[15]．

- 微小膵癌に対するEUS-FNAの成績については，これまで報告が皆無であった．本邦で，膵癌早期診断研究会の主導による，全国多施設で早期診断（Stage 0，Ⅰ膵癌）された200例（Stage 0膵癌51例，Stage Ⅰ膵癌149例）の実態調査が報告された[16]．この中で，EUS-FNAが施行された69例（Stage 0膵癌6例，Stage Ⅰ膵癌63例）の診断能はそれぞれ，16.7％（1/6），84.1％（53/63）であった．このことからも，上皮内癌を疑う病変の場合は，ENPD留置下のSPACEが推奨される[17]．
- 一方で，Stage Ⅰ膵癌であってもEUS-FNAによる診断能は比較的高く，EUSで腫瘍として認識が可能であれば，EUS-FNA先行でよいと考える（図2，3）．しかし，偽陰性の可能性もあり，画像所見と病理結果が乖離する場合は，SPACEを行うことが望ましい．
- このように，EUS-FNAとERCPによるSPACEは相反するものではなく，各々の手技によるデメリットを相補しつつ，早期膵癌の診断能を高めることが重要である．

（肱岡　範）

文　献

1) Affolter KE et al. Needle size has only a limited effect on outcomes in EUS-guided fine needle aspiration : a systematic review and meta-analysis. Dig Dis Sci. 2013 ; 58（4） : 1026-1034
2) Gimeno-Garcia AZ et al. Randomized controlled trial comparing stylet-free endoscopic ultrasound-guided fine-needle aspiration with 22-G and 25-G needles. Dig Endosc. 2014 ; 26（3） : 467-473
3) Madhoun MF et al. The diagnostic accuracy of 22-gauge and 25-gauge needles in endoscopic ultrasound-guided fine needle aspiration of solid pancreatic lesions : a meta-analysis. Endoscopy. 2013 ; 45（2） : 86-92
4) Matsubayashi H et al. Endoscopic ultrasonography guided-fine needle aspiration for the diagnosis of solid pancreaticobiliary lesions : Clinical aspects to improve the diagnosis. World J Gastroenterol. 2016 ; 22（2） : 628-640
5) Polkowski M et al. Technical aspects of endoscopic ultrasound（EUS）-guided sampling in gastroenterology : European Society of Gastrointestinal Endoscopy（ESGE）Technical Guideline - March 2017. Endoscopy. 2017 ; 49（10） : 989-1006
6) Kudo T et al. High and low negative pressure suction techniques in EUS-guided fine-needle tissue acquisition by using 25-gauge needles : a multicenter, prospective, randomized, controlled trial. Gastrointest Endosc. 2014 ; 80（6） : 1030-1037 e1
7) Attam R et al. "Wet suction technique（WEST）" : a novel way to enhance the quality of EUS-FNA aspirate. Results of a prospective, single-blind, randomized, controlled trial using a 22-gauge needle for EUS-FNA of solid lesions. Gastrointest Endosc. 2015 ; 81（6） : 1401-1407
8) Nakai Y et al. Slow pull versus suction in endoscopic ultrasound-guided fine-needle aspiration of pancreatic solid masses. Dig Dis Sci. 2014 ; 59（7） : 1578-1585
9) Rastogi A et al. A prospective, single-blind, randomized, controlled trial of EUS-guided

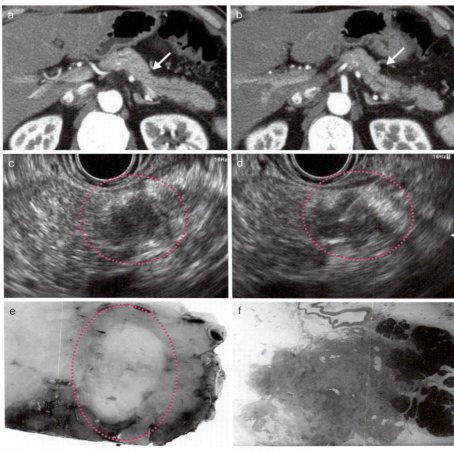

図2　症例1：腫瘍径10 mm，Stage I（巻頭カラー参照）
a, b：膵尾部の主膵管は軽度拡張し，膵体部で途絶（↑）を認めるが，同部に明らかな腫瘍は認めない．
c：EUSにて境界明瞭，辺縁不整の10 mm大の腫瘤（◯）を認める．
d：22GにてEUS-FNAを施行した（◯）．
e：割面像．膵内に10 mm大の白色結節（◯）を認める．
f：病理像．膵内にとどまるStage I膵癌であった．

FNA with and without a stylet. Gastrointest Endosc. 2011；74（1）：58-64

10）Mukai S et al. Multicenter, prospective, crossover trial comparing the door-knocking method with the conventional method for EUS-FNA of solid pancreatic masses（with videos）. Gastrointest Endosc. 2016；83（6）：1210-1217

11）Bang JY et al. Randomized trial comparing fanning with standard technique for endoscopic ultrasound-guided fine-needle aspiration of solid pancreatic mass lesions. Endoscopy. 2013；45（6）：445-450

12）Hébert-Magee S et al. The presence of a cytopathologist increases the diagnostic accuracy of endoscopic ultrasound-guided fine needle aspiration cytology for pancreatic adenocarcinoma：a meta-analysis. Cytopathology. 2013；24（3）：159-171

13）Iwashita T et al. Macroscopic on-site quality evaluation of biopsy specimens to improve the diagnostic accuracy during EUS-guided FNA using a 19-gauge needle for solid lesions：a

第2章 膵癌早期診断の実践

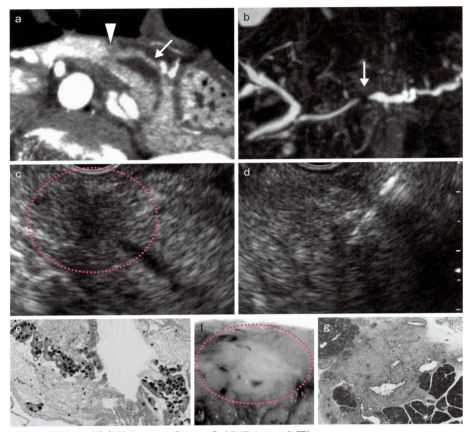

図3 症例2：腫瘍径8mm，Stage I（巻頭カラー参照）
a：膵尾部の主膵管は拡張（↑）し，膵体部で途絶（▲）を認める．同部に明らかな腫瘍は認めない．
b：MRCP像．5mm長の膵管途絶（↑）を認める．
c：EUSにて境界明瞭，辺縁不整の6mm大の腫瘤（◯）を認める．
d：22GにてEUS-FNAを施行した．
e：セルブロック．Class Vの診断．膵内に10mm大の白色結節を認める．
f：割面像．膵内に10mm大の白色結節を認める（◯）．
g：病理像．膵内にとどまるStage I 膵癌であった．

single-center prospective pilot study (MOSE study). Gastrointest Endosc. 2015；81(1)：177-185

14) Puli SR et al. How good is endoscopic ultrasound-guided fine-needle aspiration in diagnosing the correct etiology for a solid pancreatic mass?：A meta-analysis and systematic review. Pancreas. 2013；42(1)：20-26

15) Chen J et al. Diagnostic accuracy of endoscopic ultrasound-guided fine-needle aspiration for solid pancreatic lesion：a systematic review. J Cancer Res Clin Oncol. 2012；138(9)：1433-1441

16) Kanno A et al. Multicenter study of early pancreatic cancer in Japan. pancreatology. 2018；18(1)：61-67

17) Satoh T et al. Acute pancreatitis-onset carcinoma in situ of the pancreas with focal fat replacement diagnosed using serial pancreatic-juice aspiration cytologic examination (SPACE). Clin J of Gastroenterol. 2017；10(6)：541-545

2 中核病院での画像検査と所見の特徴

F ERCP

1. ERCPの適応

- 腹部US，MDCT，EUS，MRCPなどで限局的な主膵管狭窄，膵管の口径不同，分枝膵管の拡張，嚢胞性病変を認める場合が主な適応である[1]．
- 腫瘍径が小径の症例において，EUS-FNAで正診できない場合も適応となる．
- 特にMRCPにおいて，限局的な主膵管狭窄を挟んで，頭側と尾側で膵管の信号値が異なり，狭窄周囲に分枝膵管拡張あるいは嚢胞性病変を認める場合は，施行が勧められる[2]（図1）．
- ERCPを行う場合，診断の確定にはバルーンERPによる分枝膵管を含めた良質な膵管造影が有用との報告がある[3]．

2. ERCPを応用した細胞診・組織診

- ERCPで膵管狭窄や閉塞を認めた場合，膵管生検および膵管ブラッシング細胞診の施行が考慮されるが，単独の癌陽性率は比較的低率であり（44～63％），両者の併用，狭窄部に対するガイドワイヤーの擦過，生理食塩水による洗浄の付加などで癌陽性率が向上したとの報告がある[4,5]．
- ENPD留置下のSPACEは，腫瘍径10mm以下の症例では90％以上の癌陽性

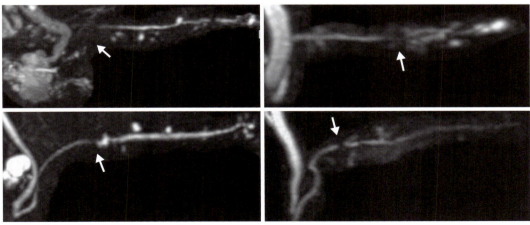

図1　膵上皮内癌症例のMRCP像
主膵管に限局的な狭窄（↑），その近傍の分枝膵管拡張，嚢胞性病変，狭窄より尾側膵管の軽微な拡張が認められる．

率が報告されている[6]．
- 特に膵上皮内癌の診断において有用性が報告され[7]，膵癌診療ガイドライン2016年版でも提案されている[1]．

3. ERCPに伴う偶発症
- 診断的ERCPの偶発症に注意する．日本消化器内視鏡学会の第6回全国調査報告[8]では，偶発症の発生率は0.32％とされており，大半が急性膵炎で，次いで穿孔，急性胆道炎であった．まれながら死亡例もみられることから，慎重な手技と検査後の経過観察が必要である．

4. SPACEの実際と成績
- 各種画像診断の結果，膵上皮内癌を疑う場合に施行を検討する．
- 具体的には，MRCPやEUSで限局的膵管狭窄，分枝膵管拡張が認められた症例にERCPを行い，膵管造影の結果，狭窄が確定し分枝膵管の描出がみられない場合が，SPACEの最も良い適応と考えられる（図2）．
- ERCPで膵管像を確認したのち，膵管内の膵液を採取する．その後，膵管内にガイドワイヤーを留置し，5 Fr. ENPDカテーテル［PD PD5F（31C/31SC）C12：Gadelius Medical社製］（図3）を留置する．その際，原則としてカテーテル先端が主膵管の狭窄を越えるように留置する（図4）．留置後3時間ごと

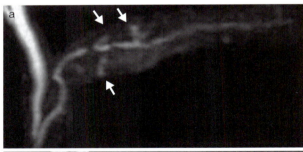

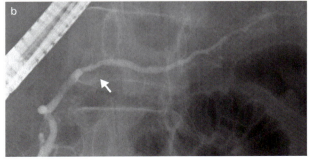

図2 膵上皮内癌を疑う膵管像
a：MRCPでは，膵体部主膵管に限局的な狭窄を認め，その尾側膵管に沿って分枝膵管の拡張がみられる（↑）．
b：ERCPでは，MRCPで狭窄として認識された膵体部主膵管の硬化を認めるが（↑），MRCPでみられた尾側分枝膵管は描出されない．本例はこの後SPACEを施行し，膵液細胞診が陽性と判定され，手術の結果，膵上皮内癌であった．

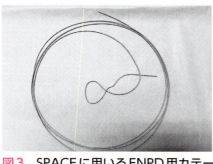
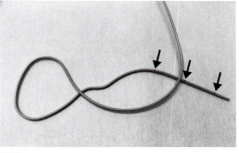

図3 SPACEに用いるENPD用カテーテル
膵管の走行に合致する形状であり，先端には側孔（↑）を有している．

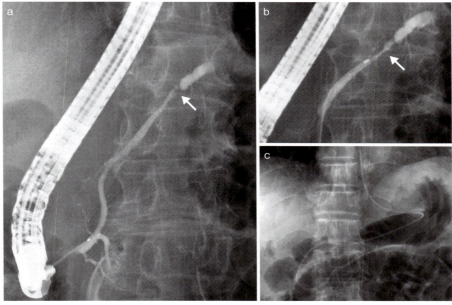

図4 SPACEの実際
ERCPでは膵体部主膵管に不整な狭窄がみられ（a：↑），膵管に深部挿管したのち狭窄の頭側から造影した結果，狭窄が確定（b：↑）．ENPD用カテーテルを留置してSPACEを施行（c）した結果，膵液細胞診が陽性であり，手術の結果，膵上皮内癌であった．

に膵液を吸引し，一晩で計6回採取する[9]．
- 採取した膵液は迅速に病理検査に提出するが，夜間に採取した検体は4℃で保存し，翌朝病理検査に提出する[9]．その際，ENPDに連結した延長チューブ内の膵液を検体として用いる．排液バッグ内の検体は使用しない．
- 膵上皮内癌の自験例17例の成績では，単回の膵液細胞診の感度は29.4％であったが，SPACEを併用することで84.6％に改善した[9]．
- SPACE関連の偶発症としては6.8％に急性膵炎を認めたが，全例軽症で保存

的に軽快している[9]．

（花田敬士）

文　献

1) 日本膵臓学会膵癌診療ガイドライン改訂委員会（編）．膵癌診療ガイドライン 2016年版．金原出版，2016
2) Hanada K et al. Diagnostic strategies for early pancreatic cancer. J Gastroenterol. 2015；50(2)：147-154
3) Ikeda S et al. Diagnosis of small pancreatic cancer by endoscopic balloon-catheter spot pancreatography：an analysis of 29 patients. Pancreas. 2009；38(4)：e102-113
4) 土屋貴愛ほか．経乳頭的膵液細胞診・膵管生検．胆と膵．2010；31(9)：843-847
5) 岡部義信ほか．膵癌診断の将来展望 ERP下膵液細胞診とブラッシング細胞診の最近の工夫．胆と膵．2006；27(3)：157-161
6) Mikata R et al. Clinical usefulness of repeated pancreatic juice cytology via endoscopic naso-pancreatic drainage tube in patients with pancreatic cancer. J Gastroenterol. 2013；48(7)：866-873
7) Iiboshi T et al. Value of cytodiagnosis using endoscopic nasopancreatic drainage for early diagnosis of pancreatic cancer：establishing a new method for the early detection of pancreatic carcinoma in situ. Pancreas. 2012；41(4)：523-529
8) 古田隆久ほか．消化器内視鏡関連の偶発症に関する第6回全国調査報告 2008年～2012年までの5年間．Gastroenterol Endosc. 2016；58(9)：1466-1491
9) 南　智之ほか．膵上皮内癌の診断．膵臓．2017；32(1)：50-55

コラム

膵液細胞診，EUS-FNA検体の判定

1. 膵液細胞診

膵液中の細胞は変性しやすいため，氷冷した容器に入れて提出し，速やかに検体処理を行うことが大切である．標本作製法は，膵液に牛血清アルブミン液を1滴加えて混和し，1,000Gで3分間遠心する．沈渣を剥離防止コートスライドグラスに塗抹，湿固定の後，パパニコロウ染色を行う．細胞変性防止のため，組織培養液やアルコール系保存液を加える方法もあり，夜間など時間外に採取された検体の保存に向いている[1]．ENPDを留置した複数回の膵液細胞診（SPACE）では，背景は炎症性，出血性，粘液性など多彩な像を示す．低異型度膵上皮内腫瘍性病変（pancreatic intraepithelial neoplasia：PanIN）から浸潤癌までの各病変に特徴的な背景所見はないが，豊富な壊死物質は浸潤癌のみに認められる．判定は不規則重積配列など弱拡大の所見から細胞個々の所見までを丹念に観察し，総合的に判断する必要があるが，低異型度PanINと上皮内癌を鑑別する際の重要なポイントは，クロマチンの増量や不均等分布，多彩性である[2]（図1）．

2. EUS-FNA

検査時には，細胞診専門医ないし細胞検査士が同席してのオンサイト細胞診が望ましい．これにより，不必要な穿刺を減らすことができ，細胞診の精度向上につながる[3]．検体処理は，細胞診標本に迅速Shorr染色やDiff-Quik染色などを行い，診断に値する細胞が確実に採取されているか，良悪性の判定が可能か仮報告を行う．組織片はホルマリン瓶に回収してセルブロック標本を作製する．判定は，まず自己免疫性膵炎などの非腫瘍性病変か腫瘍性病変かの鑑

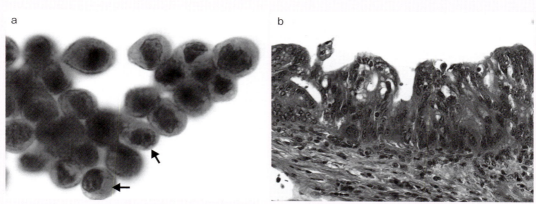

図1　上皮内癌の膵液細胞像と病理組織像（巻頭カラー参照）
a：膵液細胞診では，クロマチンの増量と不均等分布を認める（↑）．
b：主膵管腔へ低乳頭状に増殖する腫瘍組織を認める．

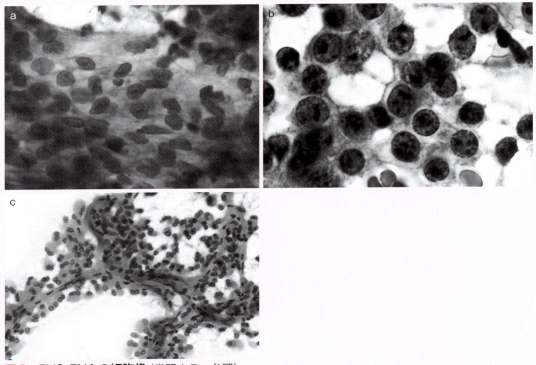

図2　EUS-FNAの細胞像（巻頭カラー参照）
a：高分化型膵管癌．核配列の乱れと核形不整が明瞭である．
b：SPN．樹枝状の血管と類円形細胞とが偽乳頭状配列を示す．
c：神経内分泌腫瘍．核は類円形でsalt-and-pepper状のクロマチンを持つ．

別を行うことが大切である．高分化型膵管癌は良性膵管上皮細胞との鑑別を要することも少なくないが，細胞や核配列の乱れ，核の大小不同，核形不整，クロマチンの異常に注意する[4]．腺房細胞癌，神経内分泌腫瘍，充実性偽乳頭状腫瘍（solid-pseudopapillary neoplasm：SPN）は各腫瘍に特徴的な細胞配列やクロマチン所見などを把握することで診断可能である（図2）．

（佐々木健司）

文献

1) 中泉明彦ほか．膵液細胞診・擦過細胞診の判定基準と有用性．病理と臨床．2009；27(12)：1157-1165
2) 佐々木健司ほか．内視鏡的経鼻膵管ドレナージ留置下膵液細胞診における膵上皮内腫瘍性病変の鑑別．日臨細胞会誌．2017；56(1)：1-8
3) 奥野のぞみほか．超音波内視鏡ガイド下穿刺吸引細胞診（EUS-FNAC）．病理と臨床．2015；33(11)：1212-1221
4) Lim F et al. Cytologic criteria for well differentiated adenocarcinoma of the pancreas in fine-needle aspiration biopsy specimens. Cancer. 2003；99(1)：44-50

コラム

MRI（MRCP）を用いた膵管撮像

1. MRI（MRCP）の有用性

　MRIはCTに比べて空間分解能に劣るが，嚢胞性病変の描出や脂肪および出血の評価など，CTより優れている部分も多く有している．胆管や膵管の描出を目的とするMRCPは，強いT2強調画像を用いて長いT2値を持つ胆汁や膵液を強調させる撮像法であり，造影剤を使用することなく非侵襲的に膵管や胆管を描出することができる．また，MRCPは膵管の拡張や狭窄の程度，嚢胞性腫瘍との位置関係を容易に評価可能であり，造影剤を使用した胆管膵管造影では描出が困難とされる膵管と交通のない嚢胞性病変をも描出することができる．いまやMRCPは胆膵領域の診断には必要不可欠な検査となっている．

2. モーションアーチファクトの対策

　MRI撮像は撮像時間が長く，特に上腹部では呼吸のモーションアーチファクトによる画像劣化が診断に影響を与える恐れがある．一般的な対応策として，呼吸停止法，呼吸同期法，横隔膜同期法が用いられる．呼吸同期法はセンサーを腹部に巻き付け，比較的呼吸の動きが少ない呼気時にデータ収集する方法で，横隔膜同期法はnavigator echoを用いて，自由呼吸下で横隔膜の呼吸移動をリアルタイムに追従しながらデータを収集する方法である．両同期法ともResp Intervalsなどの設定によってはコントラストが変化するため，設定に注意が必要となる．一般的に横隔膜同期法の方が精度が高いといわれるが，呼吸状態によっては呼吸同期法の方が良い場合もあり，臨機応変に選択し対応する必要がある．

3. MRI用経口消化管造影剤の使い方

　MRCPは胆汁や膵液のような水分を強調させる撮像法である．上腹部では胆汁や膵液が満たされた胆管や膵管と一緒に，胃や十二指腸などの消化管内の水分も高信号として描出されるため，診断の妨げとなる場合がある．MRI用経口消化管造影剤の塩化マンガン四水和物（ボースデル®内用液10）はT2短縮効果があるため，経口投与することで消化管内の水分のみが信号低下する．つまり，ボースデル®内用液10を陰性造影剤として使用することで胆管や膵管の描出能が向上する．しかし，膵頭部領域の疾患に対して行われる膵頭十二指腸切除術後のボースデル®内用液10の使用は，総胆管や肝内胆管への逆流が原因で描出不良となることがあり，術後の使用には十分注意が必要である．

4. 1.5Tと3.0Tの特徴

　MRIの信号は静磁場強度に比例し，高磁場強度の装置ほど高いsignal-noise ratio（SNR：信号雑音比）を得ることができる．これにより3.0T-MRI装置では高速撮像や高分解能撮像が可能

となり，ほとんどの症例において3.0T-MRI装置の方が良好な画像を得ることができる．しかし，上腹部領域ではradio frequency（RF：高周波）の不均一，specific absorption rate（SAR：比吸収率）の上昇，腸管内のガスや磁性体による磁化率アーチファクトが問題となることがある．当院においても，巨大な囊胞性病変や腹水が多くある患者，金属ステントを留置している際には，優先的に1.5T-MRI装置で検査を行う方が良い場合がある．

5. 撮像シーケンスの選択

一般的に，MRCPは厚いスライス厚を用いた2D法とvolume撮像する3D法があるが，現在は撮像後に画像処理が可能な3D法が主流となっている．通常使用する3D-fast-recovery-fast spin echo法（3D-FRFSE法，GE Healthcare社製）は，3D-FSEシーケンスにrecovery pulseを追加し，T2コントラストを改善させる撮像法である．しかし，濃縮胆汁を伴った比較的短いecho time（TE：エコー時間）を必要とする症例に対しては，3D-FRFSE法（Long TE法）では胆囊や胆囊管，総胆管の描出が不良となることがある．その際はvariable refocus flip angle 3D fast spin echo法（3D-Cube法，GE Healthcare社製）を用いることで良好な画像が得られる場合がある．3D-Cube法はmodulated flip angleを用いることで，コントラストの向上とblurringの低下が期待できる．さらに，SARが大幅に低減され，特に3.0T-MRIでの撮像に適している．

6. 画像処理法の工夫

3D-MRCPは1mm前後のisotropic voxelによるデータ収集が行われているので，撮像後にmaximum intensity projection（MIP：最大値投影法）やvolume rendering（VR）を再構成することが可能である．さらにmulti planar reconstruction（MPR：多断面再構成法）や膵管を軸にしたcurved MPRを追加することで，任意の方向からも観察しやすくなり，thin slice data（元画像）と一緒に読影することで，膵管と囊胞性病変との位置関係や交通の有無，囊胞性病変などの立体的構造を詳細に評価することが可能となる．

7. 今後の期待

このように，膵疾患が疑われる際のMRI検査ではMRCP撮像が非常に重要となる．今後さらに画像の高分解能化や高速化が進むことが予想され，MRCPのほかに拡散強調画像や造影dynamic撮像などについても画質の向上が期待されている．また，膵頭部癌は高頻度で門脈への浸潤をきたしやすいといわれている．当院では膵癌疑いのMRCP撮像には，非造影の門脈撮像（non-contrast-enhanced MR portography）を追加して行っている．今後，CTやMRで造影することなく，門脈浸潤の評価までMRIで可能になることが期待される．

〔上中　治〕

第3章

早期診断された膵癌症例

第3章　早期診断された膵癌症例

造影CTを契機に発見された膵上皮内癌

1 ─ 症例提示

症例：86歳，男性
主訴：なし
既往歴：高血圧，脂質異常症，高尿酸血症．
生活歴：焼酎1日1合を毎日飲酒．喫煙なし．
家族歴：兄が膵癌．
職業歴：現在，無職．
現病歴：20XX年12月中旬に肉眼的血尿を認め，前医受診し，エコー，膀胱鏡にて膀胱腫瘍が認められたため，当院泌尿器科へ紹介となった．全身精査のために造影CTを撮影したところ，膵尾部に分枝膵管の拡張および嚢胞様構造が疑われたため，精査目的に当科へ紹介となった．
血液検査所見：軽度の耐糖能異常（空腹時血糖値：124 mg/dL，HbA1c：6.2%）を認める以外には，膵酵素，腫瘍マーカーに異常は認めなかった（P-AMY：33 IU/L，リパーゼ：42.4 IU/L，CEA：0.6 ng/mL，CA19-9：3.9 U/mL）．その他，特記所見は認めなかった．

2 ─ 膵癌を疑った臨床徴候

CTにて膵体部の限局的な萎縮，膵体部主膵管の狭小化，周囲の貯留嚢胞を認め，膵癌が疑われた．

3 ─ 画像検査所見

画像診断アルゴリズム
腹部造影CT→MRI/MRCP→EUS→ERCP下SPACE

MDCT：膵体尾部の主膵管はびまん性拡張を認め，膵尾部の石灰化を伴う分枝膵管の拡張と2cm程度の嚢胞様構造を認めた．膵体部の膵実質は限局的な萎縮があり，周囲に分枝膵管の拡張あるいは貯留嚢胞を認めた（図1）．
EUS：膵体部主膵管の一部に狭小化を認め，周囲に貯留嚢胞を認めた．膵体部の

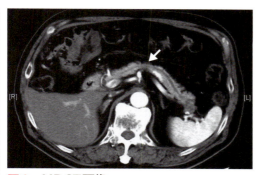

図1　MDCT画像
膵体部の限局的な萎縮を認め（↑），同部位の主膵管の狭小化を認める．膵体部から膵尾部にかけて主膵管のびまん性拡張，膵尾部の石灰化を伴う分枝膵管拡張と2cm程度の囊胞様構造を認める．

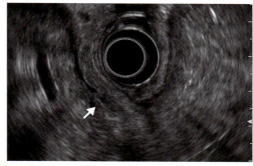

図2　EUS画像
膵体部主膵管の一部に狭小化を認めるが（↑），同部における腫瘤性病変は指摘できない．

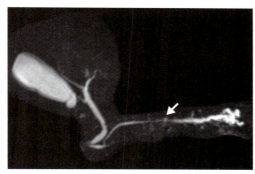

図3　MRCP像
膵体部主膵管の狭小化を認め，近傍には分枝膵管の拡張あるいは貯留囊胞を認める（↑）．

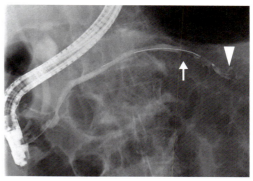

図4　ERCP像
膵尾部主膵管の拡張，および分枝膵管の拡張（↑）を認めた．膵尾部主膵管内には透亮像（▲）を認め，粘液の存在が疑われる．

狭小化した部位より尾側の膵管は軽度の拡張を認めるが，分枝膵管の拡張を認める部位の膵管に狭小化を認めた（図2）．

MRCP：膵体部から膵尾部の主膵管の拡張および尾側の分枝膵管の拡張を認めた．膵体部実質の限局的な萎縮の近傍には，分枝膵管の拡張あるいは貯留囊胞を認めた（図3）．

ERCP：膵管造影では膵体部主膵管の狭小化は目立たない．膵尾部主膵管の拡張，および分枝膵管の拡張を認めた．膵尾部主膵管内には透亮像を認め，粘液の存在が疑われた（図4）．

ENPD：5Fr.ENPDカテーテルの留置を行い，SPACEを行ったところ，腺癌陽性（adenocarcinoma）の判定であった．

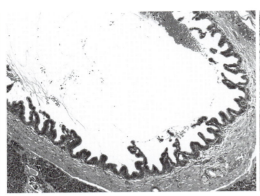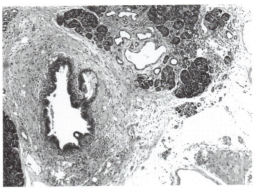

図5 病理所見（巻頭カラー参照）
膵体部主膵管においてPanIN-3の上皮を認めた．分枝膵管においてもPanIN-3を認めているが，周囲膵実質の萎縮，脂肪置換の所見を認めた．

膵体部の狭小化および周囲に貯留囊胞が認められること，膵尾部の狭小化とその周囲に分枝膵管の拡張を認めることから，膵体部および膵尾部癌が疑われ，腹腔鏡下脾合併膵体尾部切除術が施行された．

4 ― 病理所見

膵体部では主膵管および分枝膵管の拡張を認め，細胞質内の粘液の乏しい低円柱状の異型上皮の扁平あるいは小乳頭状の増殖を認めた．異型上皮のみが乳頭状に内腔に突出して増殖する像を伴っており，核腫大，核形不整，核クロマチンの増量など核異型を伴っていることから，膵上皮内腫瘍性病変（pancreatic intraepithelial neoplasia：PanIN）-3に相当する部位を認めた（図5）．

膵尾部主膵管および分枝膵管の拡張部位の膵管上皮は細胞内に豊富な粘液を蓄えており，PanIN-1A，1Bに相当する高円柱状の異型上皮が，扁平あるいは小乳頭状に増殖した像を認めた．

この症例から学ぶべきこと

今回，膵体部に上皮内癌を認めたが，同部位では限局的な萎縮を認め，同部の主膵管の狭小化，周囲に貯留囊胞が認められていた．これらは既報の膵上皮内癌の臨床的特徴として挙げられている所見であり，上皮内癌の拾い上げを行う上で重要な所見といえる[1]．膵実質の限局的な萎縮を認める場合はMRCP，EUSでの詳細な膵管像の評価を行い，主膵管の狭窄および狭窄周囲の分枝膵管の拡張の評価を行うことが必要と考える．さらに，主膵管狭窄，狭窄周囲の分枝膵管の拡張などの膵上皮内癌に特徴的な膵管像を認める場合には，SPACEを積極的に行うことで，膵上皮内癌の診断に結

びつけることができるものと考える[2].

（清水晃典）

文　献

1) 南　智之ほか. 膵上皮内癌の診断. 膵臓. 2017；32(1)：50-55
2) Iiboshi T at el. Value of cytodiagnosis using endoscopic nasopancreatic drainage for early diagnosis of pancreatic cancer：establishing a new method for the early detection of pancreatic carcinoma in situ. Pancreas. 2012；41(4)：523-529

第3章　早期診断された膵癌症例

2 慢性膵炎の経過観察中に発見された多発性膵上皮内癌

1 — 症例提示

患者：78歳，男性

主訴：上腹部痛

既往歴：63歳時に右腎腫瘍ならびに胆石症に対し，右腎および胆嚢摘出術を施行．また70歳時より，原発性アルドステロン症に対して降圧薬による内服治療中であった．

家族歴：特記事項なし．

生活歴：飲酒歴なし，喫煙歴なし．

現病歴：60歳頃より慢性膵炎急性増悪で入退院を繰り返していた．今回，持続する上腹部痛に対して施行された造影CT，MRI（MRCP）で膵頭体部移行部主膵管の狭窄と尾側膵管の拡張を認めたため，精査目的に当院を紹介受診した．

初診時現症：身長160cm，体重52kg，体温36.9℃，血圧109/72mmHg，脈拍75/分（整）．眼瞼結膜に軽度の貧血を認めたが，眼球結膜には黄疸を認めなかった．上腹部に軽度の圧痛を認めたが，筋性防御を認めなかった．また，左腰背部の軽度の叩打痛を認めた．

血液検査所見：WBC：5,470/μL，Hb：9.8g/dL，CRP：0.07mg/dL，AMY：27U/L，リパーゼ42U/L，T-Bil：0.9mg/dL，AST：16U/L，ALT：12U/L，ALP：276U/L，γ-GTP：14U/L，CEA：1.5ng/mL，CA19-9：7.9U/mL，と軽度の貧血を認めたが，生化学，腫瘍マーカーには異常を認めなかった．

2 — 膵癌を疑った臨床所見

本症例は膵癌危険因子とされる慢性膵炎の既往があったが，飲酒歴はなく，遺伝性膵炎を疑う家族歴もなく，糖尿病や高脂血症など代謝性疾患も否定的で，特発性慢性膵炎と考えられた．膵癌発症リスクは慢性膵炎の診断から4年以内で14.6倍，5年以降で4.8倍とされており[1]，本症例では経過観察中の造影CT，MRI（MRCP）で膵頭体部移行部主膵管の狭窄と尾側膵管の拡張を新たに指摘されたため，膵癌の併発を考慮した精査が必要であると判断した．

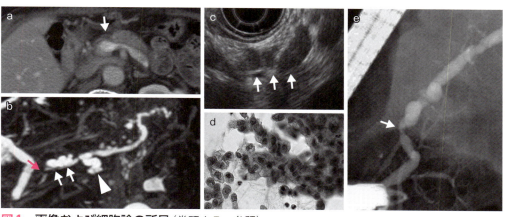

図1　画像および細胞診の所見（巻頭カラー参照）

a：腹部造影CT検査．門脈前面で膵頭体部移行部（膵頸部）主膵管拡張を認め，同部の膵実質は萎縮している（↑）が，明らかな腫瘤性病変は指摘されない．

b：MRCP検査．膵頸部で膵管狭窄を認め（↑），尾側膵管の拡張を認める（↑）．膵体部に分枝型IPMNを認める（▲）．

c：EUS検査．膵頸部から主膵管の拡張を認めるが，狭窄部および腫瘤性病変は同定できなかった（↑）．

d, e：ERP検査．膵頸部に限局性の狭窄を認める（↑）．セクレチン投与下SPACEおよびENPD下SPACEで腺癌（d）を認めた．

3 ― 画像検査所見

画像診断アルゴリズム

腹部造影CT → MRI（MRCP）→ EUS → ERP下SPACE

腹部造影CT：慢性膵炎急性増悪による上腹部痛に対する精査目的に造影CTを施行した．膵頭体部移行部（膵頸部）より尾側の主膵管拡張を認め，膵頸部の膵実質は限局的に萎縮し，脂肪変性を認めた．明らかな腫瘤影を認めなかった（図1a）．

MRI（MRCP）：膵管の全体像を確認するためにMRI（MRCP）を施行した．膵頸部主膵管の限局性狭窄と尾側膵管の拡張，膵管狭窄部に一致して限局的な膵実質の萎縮を認めた．明らかな腫瘤性病変を認めなかった．膵体部に拡張した分枝膵管を認め，分枝型膵管内乳頭粘液性腫瘍（intraductal papillary mucinous neoplasm：IPMN）が疑われた（図1b）．

EUS：微小な併存膵癌の描出に優れるEUSを行った．膵頸部主膵管の狭窄と尾側主膵管の拡張を認めたが，明らかな腫瘤影を同定できなかった（図1c）．

ERP：各種画像診断で描出できない上皮内癌の診断はSPACEのみで可能であるため，十分なインフォームドコンセントを行った上でERP下SPACEを行う方針とした．その結果，膵頸部に限局性主膵管の狭窄と尾側膵管の拡張を認めた．狭窄部の擦過細

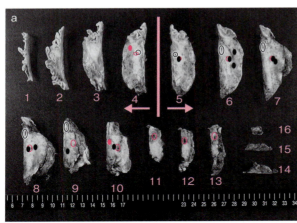
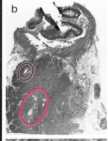
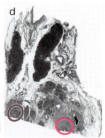

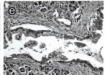

図2 病理所見（巻頭カラー参照）
○…CBD：common bile duct（総胆管）
○…MPD：main pancreatic duct（主膵管）
●…LG-PanIN：low-grade pancreatic intraepithelial neoplasia（膵上皮内腫瘍性病変）
●…Ca：carcinoma（癌成分）

a：摘出標本のマッピング像．異型の弱いLG-PanINが散見して認められた．割面10〜13では膵実質の萎縮，脂肪変性を認めた．割面10が画像上狭窄部に相当するが，主膵管表面に悪性病変は認めなかった．
b, d：それぞれ割面4，割面10の組織像．ともに主膵管（○）からやや離れた分枝膵管に膵上皮内癌（○）を認めた．
c, e：それぞれ割面4, 10の膵上皮内癌の強拡大像である（ヘマトキシリン・エオジン染色）．

　胞診およびヒト合成セクレチン（SECRELUX®, Sanochemia Pharmazeutika AG, Vienna, Austria）投与下での膵液採取を施行した後にENPDチューブを留置してSPACE（3回/2日）を施行した（図1d）．セクレチン投与下SPACEならびにENPD下SPACE（2, 3回目）で腺癌（class V）が検出された（図1e）．擦過細胞診では異型腺管（class III）を認めるものの，悪性細胞は検出されなかった．

4 ─ 病理所見 （図2）

　膵頸部癌の診断で，幽門輪温存膵頭十二指腸切除術を行った．腫瘍は膵表面からは確認できなかった．繰り返す膵炎により膵周囲は炎症性変化を伴い，膵実質は硬化していた．術中の膵切離断端の迅速組織診で悪性所見を認めなかった．

　摘出標本の病理組織検査で拡張した主膵管近傍の2ヵ所の分枝膵管内に高分化型腺癌を認めた．いずれも間質への浸潤はなく，膵上皮内癌の所見であった．主膵管狭窄部（図2a 割面10）より尾側に，膵実質の萎縮と脂肪変性を認めた．主膵管内には狭窄部も含めて悪性病変を認めなかった．また，低異型度の膵上皮内腫瘍性病変（pancreatic intraepithelial neoplasia：PanIN）が主膵管，分枝膵管に散見された．膵実質の背

景は小葉内線維化や炎症細胞の浸潤を伴っており，慢性膵炎の所見であった

 ## この症例から学ぶべきこと

　膵上皮内癌は通常は腫瘍を形成しないため，EUSによる診断は困難な場合が多い．最近では主膵管狭窄部周囲の低エコー領域や分枝膵管拡張が上皮内癌を疑う所見として注目されているが，本症例のように上皮内癌の局在と主膵管狭窄部，周囲の低エコー領域が一致しないこともある．本症例でも擦過細胞診のみでは悪性細胞を検出できておらず，引き続き行うSPACEが重要となる．当科では倫理委員会の承認の下，海外からヒト合成セクレチンを輸入して使用し，十分量の膵液を回収できるように努めている．しかし，本邦ではセクレチンが流通していないので，一般診療ではENPDによるSPACEを行う場合が多い[2]が，合併症として時に致死的となるERP後膵炎があるため，実施にあたっては十分に注意する必要がある．

　膵癌診療ガイドライン2016年版[1]では，複数の膵癌危険因子を有する患者を高危険群として精査を行うことが提案されている．本症例は慢性膵炎およびIPMNの2つの膵癌危険因子を有していた上に，膵管狭窄像が新たに出現してきたため，膵癌併発を強く疑った．膵癌を早期に診断するためには，既往歴，家族歴を含めた病歴を詳しく聴取し，複数の危険因子を有している場合には，積極的に造影CTやMRI（MRCP）を行い，たとえ画像上に腫瘍性病変を描出できなかったとしても，主膵管拡張や限局的な膵実質の萎縮・脂肪化などの副所見を認める場合は，ERP下SPACEを行うことが重要である[3]．

（後藤佳登・大塚隆生・中村雅史）

文献

1) 日本膵臓学会膵癌診療ガイドライン改訂委員会（編）．膵癌診療ガイドライン 2016年版．金原出版，2016
2) Iiboshi T et al. Value of cytodiagnosis using endoscopic nasopancreatic drainage for early diagnosis of pancreatic cancer：establishing a new method for the early detection of pancreatic carcinoma in situ. Pancreas. 2012；41(4)：523-529
3) 菊山正隆ほか．膵体部高度脂肪化をCTにて確認した膵上皮内癌の3例．膵臓．2015；30(4)：626-632

第3章 早期診断された膵癌症例

3 検診でのCTを契機に発見された微小膵癌

1 — 症例提示

症例：55歳，男性

主訴：なし

受診理由：検診で施行されたCTにて膵腫瘍を疑われ，当院に紹介となった．

既往歴：12歳時に虫垂炎．

家族歴：父と母が肺癌．

生活歴：機会飲酒．喫煙歴なし．会社員．

身体所見：特記すべき異常なし．

血液検査所見（表1）：アミラーゼおよび腫瘍マーカー（CEA，CA19-9，DUPAN-2）は正常範囲内であり，その他にも特記すべき異常を認めなかった．

表1 血液検査所見

血算		生化学		腫瘍マーカー	
WBC	5,990/μL	TP	6.9g/dL	CEA	0.7ng/mL
Hb	14.5g/dL	Alb	4.4g/dL	CA19-9	11.9U/mL
Ht	43.1%	AST	28U/L	DUPAN-2	25U/mL以下
Plt	20.3×10^4/μL	ALT	24U/L		
凝固		LDH	162U/L		
PT	94.6%	ALP	273U/L		
PT-INR	1.02	γ-GTP	56U/L		
APTT	28.7秒	T-Bil	0.6mg/dL		
		BUN	14mg/dL		
		Cr	0.74mg/dL		
		血糖	102mg/dL		
		S-AMY	76U/L		
		P-AMY	22U/L		
		Na	138mEq/L		
		K	4.6mEq/L		
		Cl	102mEq/L		
		CRP	0.06mg/dL		
		Elastase	146ng/dL		

2 ― 画像検査所見

> **画像診断アルゴリズム**
> 腹部US→腹部造影CT→MRCP→EUS-FNA

腹部US：膵体部で主膵管は途絶し，尾側膵管は4mm大に拡張していた．主膵管途絶部位に明らかな腫瘤影は指摘できなかった．

腹部造影CT（図1）：膵体部で主膵管は途絶し，尾側膵管は6mm大に拡張していた．主膵管途絶部位の近傍に明らかな腫瘤影は指摘できなかった．膵実質は主膵管途絶部位で萎縮していた（↑）．有意なリンパ節腫大や遠隔転移は認められなかった．

MRCP（図2）：膵体部で主膵管は途絶し，尾側膵管は6mm大に拡張していた．主膵管途絶部位に明らかな腫瘤影は指摘できなかった．

EUS-FNA（図3）：膵体部から主膵管は4mm大に拡張し，膵管狭窄の近傍に5mm大の低エコー腫瘤が認められた．同部にFNAを施行し，細胞診は腺癌の診断で

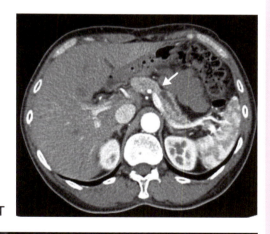

図1 腹部造影CT

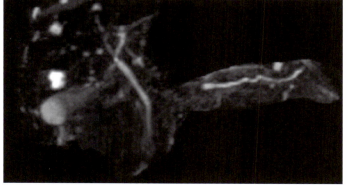

図2 MRCP

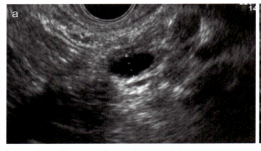
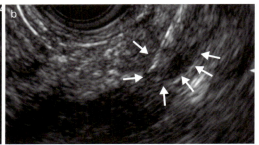
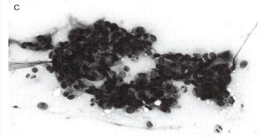

図3 EUS（巻頭カラー参照）
a：主膵管は4mmと拡張．
b：膵管狭窄部近傍の5mm大の腫瘤（↑）にFNAを施行．
c：細胞診で腺癌と診断．

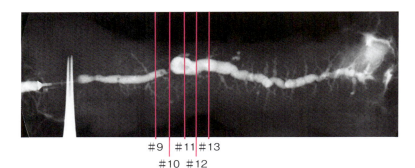

図4 標本造影

あった．

3 ─ 治療方針

膵体尾部・脾切除術．

4 ─ 切除標本

標本造影（図4）：膵体部で主膵管は不整狭窄を呈し，尾側膵管は拡張していた．

割面所見とルーペ像（図5）：切片10で主膵管は閉塞しており，同部に主膵管を取り巻くように5mm大の白色結節が認められた．また，尾側膵管は拡張していた．

病理所見（図6）：切片9〜11の主膵管・分枝膵管に上皮内癌相当の乳頭状異型細胞が存在した（図6a〜c）．膵実質への浸潤が2×1mm（図6d，図5切片10の主膵管周

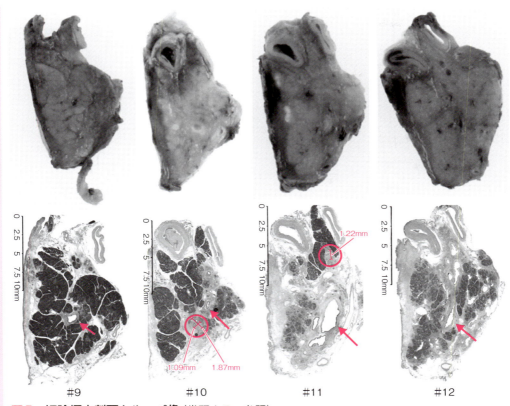

図5 切除標本割面とルーペ像（巻頭カラー参照）
↑：主膵管，○：膵実質浸潤

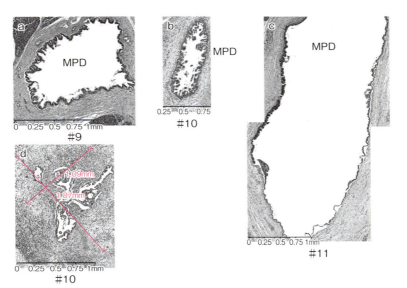

図6 病理所見（巻頭カラー参照）
a〜c：切片9〜11主膵管（MPD），d：切片10浸潤部

囲）と0.8×0.3mm（図5切片11の分枝膵管周囲）の2ヵ所で存在し，中分化型腺癌でpT1N0M0，pStage IA（UICC 7th）であった．腫瘍の進展形態からすると，CIS相当の異型細胞が膵実質に浸潤していく初期過程の可能性があると考えられた．

この症例から学ぶべきこと

極めて小さな浸潤癌の診断をどのような手順で行うか

　本例はCTで尾側主膵管の拡張を認めたが，腫瘍を認識できなかった．次に，低侵襲なMRCPで主膵管の途絶を確認した．続いて行ったEUSで，膵管狭窄の近傍に5mm大の低エコー腫瘤を認め，EUS-FNAで膵癌と診断した．

　膵癌に対してEUS-FNAは診断能が高いことが報告されてきた[1]．本例のように病変の主座が膵管粘膜に存在し，微小浸潤している病変に対してEUS-FNAを実施した際に，微小浸潤部や粘膜内癌の部位の病変組織を正確に取得できるのか，癌が証明されなかった場合にはこの症例をどのように扱うのか，また播種の可能性はないかが問題となる[2]．

　組織学的な確証を得るためにはMRCPに引き続きERCPを施行し，膵管チューブを留置してSPACEを行うことも有用な選択肢となる[3]．合併症としてERCP後膵炎の問題はあるが，SPACEは上皮内癌の診断において高い正診率が報告され，徐々に普及している．

　現在，早期に膵癌を診断できる検査法は2つある．今後はこれらをどのように使い分けていくかが解決されるべき点である．現段階では，腫瘤形成が明瞭で浸潤が疑われる結節ではEUS-FNAを，狭窄は明らかだが狭窄周囲の腫瘤形成が不明瞭な症例にはSPACEを選択することが一つの提案となる．

　症例ごとに両検査法の利点と欠点を考慮して，検査法やその優先順位を検討する必要がある．

（清水泰博）

文献

1) Haba S et al. Diagnostic ability and factors affecting accuracy of endoscopic ultrasound-guided fine needle aspiration for pancreatic solid lesions：Japanese large single center experience. J Gastroenterol. 2013；48(8)：973-981
2) Tsutsumi H et al. Clinical impact of preoperative endoscopic ultrasound-guided fine-needle aspiration for pancreatic ductal adenocarcinoma. Endosc Ultrasound. 2016；5(2)：94-100
3) Iiboshi T et al. Value of cytodiagnosis using endoscopic nasopancreatic drainage for early diagnosis of pancreatic cancer：establishing a new method for the early detection of pancreatic carcinoma in situ. Pancreas. 2012；41(4)：523-529

4 検診での腹部USを契機に発見された微小膵癌

1 ― 症例提示

症例：68歳，女性
主訴：なし
受診理由：検診の腹部USで主膵管拡張を指摘されて当科紹介となった．
既往歴：糖尿病，脳底動脈狭窄症があり，糖尿病に対してはインスリン治療中だった．
家族歴：父と兄に糖尿病を認めたが，家族内に膵癌や膵炎患者はいなかった．
生活歴：飲酒なし．喫煙なし．
血液検査所見：膵酵素や肝胆道系酵素異常は認めず，腫瘍マーカーではCA19-9の上昇を認めた（CEA：4.8 ng/mL，CA19-9：61 U/mL，SPan-1：21 U/mL，DUPAN-2：30.0 U/mL）．

2 ― 膵癌を疑った臨床徴候

腹痛や体重減少などの自覚症状は認めなかった．CT・MRCPでは膵頭部に多房性嚢胞を認め，分枝型膵管内乳頭粘液性腫瘍（intraductal papillary mucinous neoplasm：IPMN）を疑う所見であった．

3 ― 画像所見

画像診断アルゴリズム
腹部US→CT→MRCP→EUS→ERCP→ENPD併用SPACE

腹部US：膵実質の萎縮と膵体部主膵管の4 mm程度の拡張を認めた．
CT：膵頭部に18 mm大の多房性嚢胞を認め，嚢胞内には造影される結節は認めなかった．膵萎縮は全体的に認められたが，膵体部には特に萎縮が目立っていた（図1a矢印）．主膵管は膵体部から尾部にかけてびまん性に軽度拡張していた．膵臓には明らかな腫瘍性病変は認めなかった．
MRCP：CTと同様に膵頭部に多房性嚢胞性病変を認めた．また，膵体部の主膵管には限局性の狭窄を認め（図1b矢印），尾側の主膵管の軽度拡張と多数の分枝膵管の嚢状拡張を認めた．

第3章　早期診断された膵癌症例

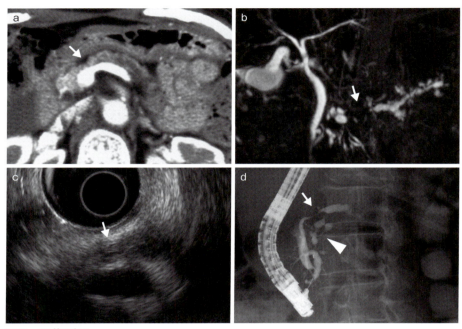

図1　画像所見
a：CTでは膵体部に限局性の膵実質の萎縮を認め（↑），尾側膵管の拡張を認める．
b：MRCPでは膵頭部に多房性囊胞性病変を認め，膵体部の主膵管は狭窄している（↑）．
c：EUSでは膵体部の主膵管狭窄部の周囲膵実質に低エコー領域を認める（↑）．
d：ERCPでは膵体部に10mm長の主膵管狭窄を認め（↑），尾側膵管の拡張を認める．膵頭部には膵管と交通のある多房性囊胞性病変を認める（▲）．

EUS：膵体部の主膵管狭窄部の周囲膵実質には低エコー領域を認めたが（図1c矢印），明らかな腫瘤性病変としては捉えられなかった．

ERCP：膵頭部に多房性囊胞を認め，膵体部には10mm長の主膵管狭窄を認めた（図1d矢印）．

ENPD：膵管狭窄部に対して擦過細胞診を行い，その後5Fr.ENPDカテーテルを留置してSPACEを施行した結果，不規則な重積性を示す異型細胞集塊を認めた．異型細胞には核の不整と微細顆粒状のクロマチンを認め，膵癌を示唆する所見であった．

4 ─ 病理所見→最終診断

　以上の画像検査とSPACEによりIPMN併存の膵上皮内癌（cTis, N0, M0, c stage 0）と診断し，脾合併膵体尾部切除術を施行した（図2）．
　切除標本の病理組織学的所見では，狭窄部の主膵管周囲には線維化と慢性炎症細胞の軽度浸潤を伴っており（図3a），主膵管内には癌細胞は認めなかった．主膵管周囲

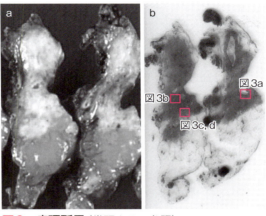

図2 病理所見（巻頭カラー参照）
a：病変部の切り出し図
b：ルーペ像（a, b, c, dは図3に対応）

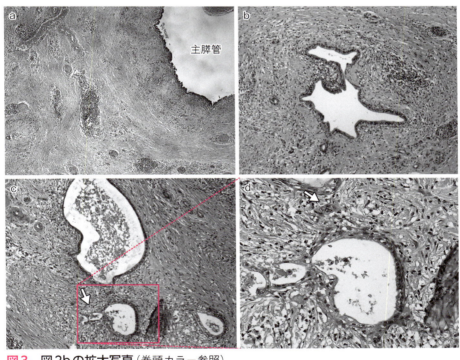

図3 図2bの拡大写真（巻頭カラー参照）
a：主膵管周囲の線維化（40倍）
b：分枝膵管の上皮内癌（100倍）
c：基底膜の不明瞭化（↑：100倍）
d：微小浸潤部（↑：200倍）

の分枝膵管内には核の腫大とクロマチンの増加を伴う異型上皮を認め（図3b），病変の主座は分枝膵管に限局していた．一部の分枝膵管には，基底膜が不明瞭な孤在性の癌腫細胞を認め（図3c），微小浸潤と診断した（図3d）．浸潤径は1mm以下であった．脈管侵襲は認めなかった．最終診断は膵微小浸潤癌（T1a，N0，M0）であった．

この症例から学ぶべきこと

　本症例では，膵体部の主膵管狭窄部位には病理組織学的に癌細胞は認めず，狭窄の原因は主膵管周囲の線維化や炎症細胞浸潤に伴う締めつけ狭窄であった．EUSで指摘された狭窄部周辺の低エコー領域は，線維化を伴う萎縮性変化を観察していたものと考えられた．画像検査では分枝膵管内の上皮内癌は捉えられなかったが，腫瘍に伴う膵実質の炎症や線維化による限局した膵萎縮や主膵管狭窄は，早期膵癌を示唆する重要な所見であることが示唆された．

　微小浸潤の有無については，全ての術前画像検査を見直しても診断することはできず，上皮内癌と微小浸潤癌の術前の鑑別は困難であると考えられた．

　限局した膵萎縮と主膵管狭窄を認める症例に対しては，膵上皮内癌を念頭に入れて精査を進めていく必要があり，特に本症例のようにIPMNを併存する場合には，IPMNの存在自体が膵癌の危険因子であることから，積極的にERCPによるSPACEを行うことが膵癌の早期診断につながると考えられた．

　本症例は術後化学療法を行っていたが，術後約5年で膵頭部に癌の再発と腹水が出現した．微小浸潤の状態で切除が可能であった本症例においても，膵癌の異時性再発が発症しており，膵癌の難治性を痛感させられた症例であった．

（芹川正浩・壷井智史）

第4章

膵癌早期診断に向けての病診連携の取り組み

第4章　膵癌早期診断に向けての病診連携の取り組み

尾道市医師会膵癌早期診断プロジェクト

1. 取り組みの概要

a. プロジェクトの開始まで

　尾道市医師会では，2007年から『尾道市医師会膵癌早期診断プロジェクト』を展開している．従来から当医師会は，かかりつけ医を中心として医療・介護・福祉が連携し，利用者が在宅療養できるシステムを多職種の協力で稼動していた．このため，中核施設と地域の連携医師は退院カンファレンスなどを通じて在宅緩和ケア，看取りに関する情報交換を平素から緊密に行うことができる良好な病診連携が機能していた[1]．

　一方，中核施設では，膵疾患を専門とする医師の配置を契機に，腹部US，CT，MRCP，EUSなど膵疾患に関する画像および内視鏡診断，病理診断技術の整備が次第に整い，膵癌早期診断の取り組みの基礎が固まりつつあった．また，2006年に日本膵臓学会が初めて発刊した膵癌診療ガイドライン[2]に膵癌の危険因子が記載されたことが追い風となり，当時の医師会関係各位の努力で2007年から医師会主導の膵癌早期診断プロジェクト（尾道プロジェクト）が開始された[1]．なお，危険因子は診療ガイドラインの改訂とともに見直しが行われ，現在は2016年版に掲載されているものを用いている[3]．

b. プロジェクトの実際

　まず，中核病院の専門医から地域の連携施設に向けて，ガイドラインで設定された危険因子（《第1章》「2．膵癌の危険因子」**表1**参照），腹部USでの注意すべき異常所見，EUSの価値（高い分解能を有し，微小病変の拾い上げに有用）を啓発することから開始した．当初は特に，膵癌の危険因子を複数以上有する症例を中心に，腹部USを地域の連携施設で行ってもらい，その結果，膵嚢胞性病変，膵管の拡張・口径不同などが認められた場合，積極的に中核施設へ紹介してもらうことを要望した（**図1**）．

　中核施設への紹介後は，症例の年齢や全身状態などに応じて，侵襲が少なく，かつ外来での対応が可能な画像検査法（MRI，CT，EUS）を用いて精査を行う方針とした．その結果，膵に腫瘍性病変が認められた場合はEUS-FNAを，限局的な膵管狭窄，膵嚢胞性病変，膵管の口径不同などが認められた場合はERCPの必要性を十分説明し，同意を得られた症例において施行した．ERCPで膵管の異常所見，膵嚢胞性病変の描出不良が確認された場合はENPD

1 尾道市医師会膵癌早期診断プロジェクト

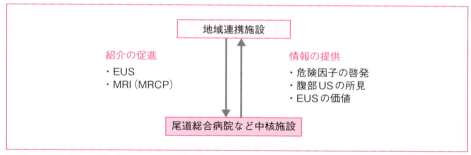

図1 尾道市医師会膵癌早期診断プロジェクトの概要

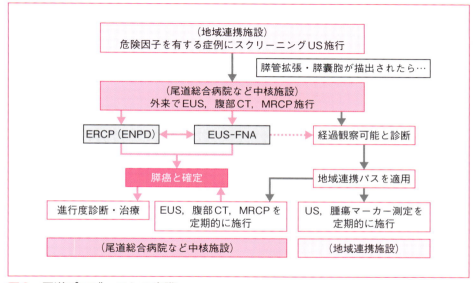

図2 尾道プロジェクトの実際

を留置し，SPACEを行う方針とした（《第2章》「2-F．ERCP」参照）．

実際のアルゴリズムを図2に示す．精査の結果，膵癌と確定診断された場合は治療に移行するが，経過観察可能と判断された症例は，地域連携パスなどを利用して，連携施設と中核施設が協働して，十分な情報交換を行いながら定期的な経過観察を行った[1]．

2. 実現への障壁と対策

a. ERCPに対する懸念

筆者は膵疾患の専門医として，1997年に当院に赴任したが，当初から地域医療圏の連携施設に向けて，腹部US施行時に膵管異常所見を認めた場合，ERCPを施行する方針を広く発信した．その結果，赴任後約8年経過した2005

年にかけて，次第に膵癌の診断件数は増加したが大半が進行癌であり，無症状でかつ膵管異常所見のみを有する症例の紹介は，極めて少ない状況であった．その頃，ある連携施設の医師から，「膵管異常所見のみの患者にいきなりERCPという方法は，膵炎という合併症が危惧されるため安易には紹介できない」とのご指摘をいただいた．

b．EUS・MRCPの普及

そこで考え方を改め，「精査すべき膵管異常所見」を絞り込むために，当時地域医療圏での普及が本格化しつつあったEUSとMRCPに着目し，ERCPの前に，安全にかつ外来で施行できる画像検査法を組み込むことで，患者および地域連携施設の理解と安心感を得る方針に転換した．また，母教室である広島大学・消化器代謝内科からの膵専門医の派遣増員，施設長および経営母体である広島県厚生連の理解の下，EUSおよびMRCP関連機器の大幅な拡充も達成され，患者に長期間の待機を強いることなく円滑に精査できる環境が整った．

c．スタッフへの教育・連携

同時に，当院内では医師，看護師への啓発のみならず，膵液細胞診を担当する細胞検査士，MRCPを担当する放射線技師，連携施設からの照会，検査予約を円滑に行う地域医療連携室スタッフの教育や共同の研修も継続的に行った．特に，2012年に発足した"すいがん教室"を通じて，一般市民に向けた膵癌の診療情報を発信するとともに，教室運営自体が，多職種間で膵癌の診断・治療に関する知識，目的意識を共有する貴重な場となっている（**図3，4**）[4]．

d．行政機関との連携

管轄の保健所および尾道市の医療行政のスタッフとの連携も緊密に行っており，市民がん講演会，圏域推進研修会などを通じて膵癌の危険因子を幅広く市民に啓発するとともに，尾道市がん検診の項目の充実など，無症状でも膵検診を受けてもらう気運を高める努力を行っている．

3．取り組みの結果

2007年1月から2015年6月までの8年半における当院の成績を**図5**に示す．膵癌疑いで当院を受診した症例は8,394例であり（6割強が連携施設からの紹介），CT，MRCP，EUSを経て，ERCPを施行した症例は617例，EUS-FNAを施行した症例は399例であった．その結果，病理学的に膵癌と確定された症

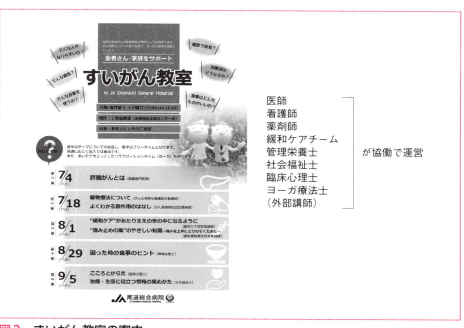

図3 すいがん教室の案内

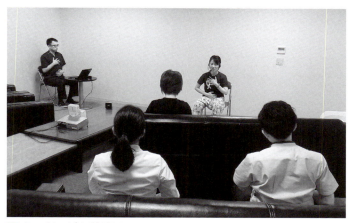

図4 すいがん教室の一コマ
ヨーガ療法士によるリラクゼーション，呼吸法を習得中．

例は432例であり，そのうちStage 0に該当する膵上皮内癌が18例，Stage Iが36例，と多くの早期診断例が報告された．

　また，5年生存率は2007年に尾道プロジェクトが開始された後，16〜20％と改善し，同時期の広島県全体の5年生存率を大きく上回る結果となっており（図6），早期診断例の増加が5年生存率の改善つながっていることが示唆される[5]．

第4章　膵癌早期診断に向けての病診連携の取り組み

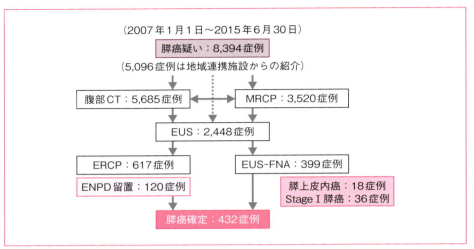

図5　尾道プロジェクトの成績

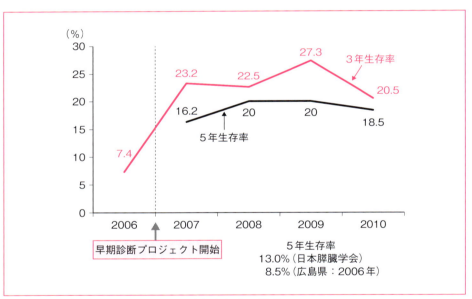

図6　尾道プロジェクト発足後の膵癌生存率の推移

4. まとめ

　尾道市医師会膵癌早期診断プロジェクトの概要を述べた．同様の取り組みが国内の他地域に広がり，膵癌早期診断例が増加し，地域の治療成績の改善につながることを祈念している．

（花田敬士・南　智之）

文献

1) 花田敬士ほか．病診連携を基軸とした膵癌早期診断．日本医事新報．2016；4832：41-46
2) 日本膵臓学会膵癌診療ガイドライン作成小委員会（編）．科学的根拠に基づく膵癌診療ガイドライン 2006年版．金原出版，2006
3) 日本膵臓学会膵癌診療ガイドライン改訂委員会（編）．膵癌診療ガイドライン 2016年版．金原出版，2016
4) 花田敬士ほか．膵癌早期診断プロジェクト．胆と膵．2016；37（臨増）：1181-1186
5) Hanada K et al. Diagnostic strategies for early pancreatic cancer. J Gastroenterol. 2015；50(2)：147-154

第4章　膵癌早期診断に向けての病診連携の取り組み

 大阪市北部早期膵癌プロジェクト

1. 取り組みの概要

2007年に花田先生（本書の編集者）の講演を聞き，赴任先の大阪市北区で膵癌早期診断に関する取り組みを開始しようと試みたが，下準備を含めて企画・調整し，実際に倫理委員会の承認を取得するのに5年かかった．そして，2013年に花田先生を講師に招いて，各医師会の先生方を対象にkick off meetingを開くことができた．取り組み内容は，尾道で花田先生が行っていること（《第4章》「1．尾道市医師会膵癌早期診断プロジェクト」参照）と大きくは変わらないと思われる．医師会の先生方へ定期的に膵癌に関する情報を提供し，膵癌の危険因子や症状のある患者を拾い上げていただき，診診連携，病診連携を通して絞り込む．CT/MRCPに加えてEUSによるスクリーニング，EUS-FNA，ENPDによる膵液細胞診が行える専門病院へ紹介いただき，確定診断がつけば手術となるが，残りの患者は必要に応じて地域連携による定期的な経過観察となる（図1）．

異なる点は，都市部のため活動が複数の医師会にまたがるところである．そのため，各医師会に所属する専門病院に情報提供をお願いしているので，毎回各医師会に所属する医師が一度に集まって活動しているわけではない．当院は済生会中津病院と，大阪駅北側の梅田スカイビル周辺から中之島を含む北区医師会と大淀医師会を合同で担当させていただいたので，本稿ではこの地域での取り組みを中心に進めさせていただく．

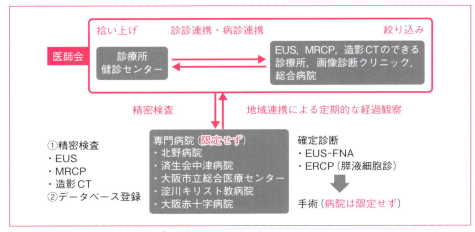

図1　大阪市北部早期膵癌プロジェクトの概要

2. 実現への障壁とそれをどのように乗り越えたか

a. 医師会

　大阪北区医師会と大淀医師会には7つの総合病院が存在している．一方，医師会の先生方の出身大学は多岐にわたり，また，所属医師会にとらわれず疾患ごとに紹介先の紹合病院を選択する傾向がある．医師会としては特定の病院の支援はできないので，7つの総合病院の消化器内科の部長の承認をいただき，北区，大淀，都島区，東淀川区の4つの医師会（北野病院，済生会中津病院，大阪市立総合医療センター，淀川キリスト教病院を含む）の共同臨床研究として行うことにした．当然だが，5病院とも一般市中病院なので膵疾患だけでなく，日頃からありとあらゆる消化器疾患を紹介いただいている延長に本プロジェクトが存在している．

　具体的には半年に1度，テーマを決めて情報の提供を行った．テーマの内容としては，膵癌の危険因子，腹部USの描出法，EUSやERCPによる診断法，外科治療，化学療法，粒子線治療の現状に関して専門の講師の先生に講義してもらい，できるだけテーマに一致した症例提示を通して膵癌の診療の実際を情報共有することで，知識を深めていただいている．

b. 専門病院群

　本企画を近隣の病院の消化器内科部長に相談したところ，「日頃，患者獲得でしのぎを削っている病院同士がなぜ協力しなければならないのか？」との発言もあった．しかしながら，「自分の病院の利益誘導ではなく，消化器の診療レベルの向上を目指し，ひいては地域住民の健康維持に貢献する」ことを目標にすることでまとまった．

　その後は，1年ごとの各病院で診断した膵癌患者数，切除症例数などのデータを集積して，皆で情報共有を行った．また，診断技術向上のために，各分野のご高名な専門家を招いて専門病院スタッフ向けの勉強会（超音波技師やレジデントを対象に腹部USの描出法，検診部門で拾い上げるコツ，放射線科医および消化器内科医を対象に膵臓のCT，MRIの読影法，外科医の立場からの膵癌早期発見のポイントなど）を開いた．さらに，病理の先生にお願いして，実際に切除となった小膵癌症例における病理と画像の比較検討を行う会を通して見識を深めた．

c. 各病院内

　各病院単位では，診断，治療の技術はもちろん，早期の膵癌に関する知識お

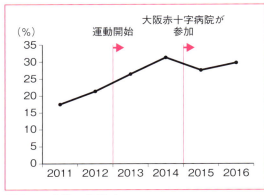

図2　5病院の切除率

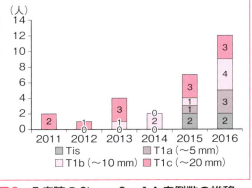

図3　5病院のStage 0〜ⅠA症例数の推移

よび情報を共有できる院内の人間関係づくりが必要になる．膵癌早期診断の場合には消化器内科，消化器外科，病理診断科，細胞検査士（臨床検査技師），放射線科，超音波技師（臨床検査技師），内分泌内科（糖尿病内科），乳腺外科，遺伝カウンセラー，検診部（人間ドック），地域医療室など，院内の様々なスタッフ同士の情報共有が必要となる．

　具体例を挙げると，①膵疾患用のdynamic CTの撮影条件（thin slice）を放射線科の先生に了解いただき，②膵囊胞や膵管拡張を認めたときに「消化器内科へコンサルト」のコメントを入れてもらうこと，③内分泌内科（糖尿病内科）の先生には糖尿病発症例やコントロール悪化例の患者を腹部USでスクリーニングするか，消化器内科受診を促してもらうこと，④検診の腹部USで膵囊胞，膵管拡張などを認めたら，消化器内科受診を促してもらうこと，などである．

　特に膵臓の外科手術症例は，できる限り画像と病理の比較検討を毎週行うようにしており，これには院内の放射線科医，超音波技師，消化器内科医，消化器外科医，病理医が参加して見識を深めている．病理の細かい変化が画像でどう見えるのかを症例ごとに確認する地道な作業により，より細かい変化に気を配れるようになり，読影能力が向上して膵癌の早期発見につながっているのだと考えている．

3. 取り組みの結果

　これらの地道な活動の結果，2013年の運動開始前は20％前後だった切除率が，2015年に大阪赤十字病院が参加し始めた頃には30％前後まで上昇した（図2）．特筆すべきは，この頃から1cm以下のTis，T1a，T1b症例が複数見つかり始めたことである（図3）．膵癌診療ガイドラインが2013年および2016年と

改訂され，明らかに切除例の腫瘍径は顕著に小さくなってきているが，切除可能境界（borderline resectable：BR）膵癌として抗がん剤治療や放射線化学療法を行ってから切除している症例は除外している．やはり上皮内癌を見つけておられる先生方の講義に加えて，上皮内癌，T1a小膵癌の病理の細かい変化と画像の所見を対比させていることが，次の症例を見つける大事なポイントになっているように思える．

4. 今後の展望

プロジェクトが開始されて5年目になるので，プロジェクト全体の5年生存率を出せる体制作りを行う予定である．また，2017年より「大阪早期膵癌プロジェクト」と名前を変更し，この運動を周辺の医師会へ広める運動を展開している．大阪の膵癌の5年生存率が少しでも上向けられるよう，努力し続ける所存である．

ご希望があればアドバイスさせていただくので，気軽に声をかけていただきたい（s-yazumi@kitano-hp.or.jp）．

謝　辞

本プロジェクトにご協力いただいた北野病院の栗田　亮先生，工藤　寧先生，東俊二郎先生，済生会中津病院の江口孝明先生，岡田明彦先生，大阪市立総合医療センターの山崎智朗先生，根引浩子先生，淀川キリスト教病院の藤田光一先生，阿南隆洋先生，向井秀一先生，大阪赤十字病院の澤井勇悟先生，淺田全範先生および大阪市北区，大淀，都島区，東淀川区，天王寺区医師会の先生方に感謝申し上げる．

（八隅秀二郎）

第4章 膵癌早期診断に向けての病診連携の取り組み

3 山梨県の実践

1. 取り組みの概要

近年の画像診断の飛躍的進歩やEUS-FNAなどの術前病理診断技術の導入により，膵癌に対する検査精度は向上し，1cm以下の小膵癌が発見されるようになってきた[1]．しかし，小膵癌の発見頻度は非常に低く，大多数は進行した状態で発見されているのが現状である．膵癌は症状出現時にはすでに進行した状態であることが多く，早期診断のためには症状が出現する前に発見することが重要である[2]．

我々は，健康な一般人の中から膵癌および膵癌のハイリスク例を拾い上げることを目的として，2011年より健診施設である山梨県厚生連健康管理センターと山梨大学第一内科（消化器内科）が協同し，1次スクリーニングから精密検査までを一連の流れで行う連携体制を取っている（図1）[3]．

a. 1次検査（人間ドック，市町村健診，職場健診）：腹部US

山梨県厚生連健康管理センターは，人間ドック，市町村健診，職場健診などで年間約8万人以上に腹部USを行っている（平成27年度）．無症状の受診者から膵臓の異常所見（膵腫瘤，膵管拡張，囊胞など）を積極的に拾い上げている．腫瘤例は迅速に3次検査（大学病院検査）に紹介し，精密検査を行う．膵管拡張，囊胞例は施設内で2次検査を行う．

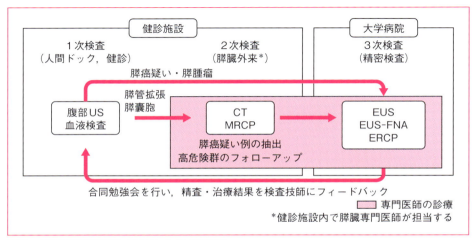

図1　膵癌早期診断を目指した診療体制

b. 2次検査（健診施設内膵臓外来）：CT，MRI（MRCP）

　大学病院の膵臓専門医師が健診施設内で膵臓外来を担当し，1次検査で異常を指摘された症例に対して2次検査（CT，MRCP）を行う．2次検査では膵癌（上皮内癌を含む）の可能性がある症例（膵腫瘤，膵管狭窄，膵管不整）を抽出し，3次検査に紹介する．

　また，悪性所見を認めない膵管内乳頭粘液性腫瘍（intraductal papillary mucinous neoplasm：IPMN），膵囊胞，膵管拡張例は膵癌高危険群として，膵臓外来で3～6ヵ月ごとに腹部US，CT，MRCPによる経過観察を行う．経過中に病変の変化を認めた場合は，3次検査（EUS，ERCP）に紹介する．

c. 3次検査（大学病院精査）：EUS，EUS-FNA，ERCP

　膵異常（腫瘤，膵管狭窄，膵管不整）で紹介された全例にEUSを行い，腫瘤を認めた場合にはEUS-FNAを検討する．主膵管狭窄，口径不同，分枝拡張を認める場合には，ENPD留置下のSPACEを実施する．

d. 膵疾患合同勉強会（精密検査・治療結果のフィードバック）

　膵癌早期診断例，興味深い症例について症例検討を行う．
　① 1次検査を担当した検査技師が，発見時および前年の腹部US所見を動画で提示する．
　② 精密検査を担当した医師が，精密検査および手術後病理結果を提示する．
　検査所見と病理結果の対比を行い，早期発見に有用であった所見を学ぶことにより，次の早期発見につなげる．

2. 実現への障壁

　膵癌の早期発見は1次スクリーニングからの拾い上げが最も重要であるが，大学病院などの専門施設の取り組みだけでは解決できない課題である．山梨大学第一内科と山梨厚生連健康管理センターが関連施設であることもあり，両施設の関係者の協力の下，障壁なく上記の診療体制を実現することができた．

3. 取り組みの結果

a. 発見契機別生存率

　2011～2016年に当科で診療した膵癌の生存率を図2に示す．健診発見群（n＝65）の生存率は1年74.9％，3年53.6％，5年53.6％であり，有症状群（n＝152）の生存率（1年61.2％，3年22.4％，5年19.3％）に比べて有意に高かっ

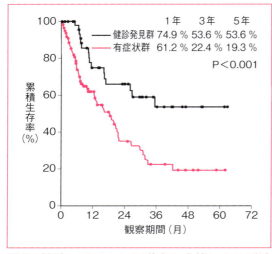

図2 健診で発見された膵癌と症状により受診した膵癌の生存率

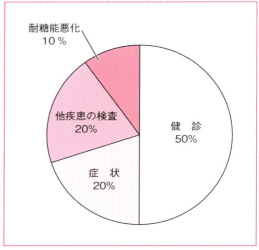

図3 腫瘍径10mm以下膵癌の発見契機

（$P<0.001$）．

b．膵癌早期診断例（腫瘍径10mm以下の膵癌）

当科で診断した10mm以下の小膵癌10例の発見契機を図3に示す．10例中5例は健診を契機に発見され，5例のうち2例は膵管拡張の精査により発見，3例は健診でIPMNを指摘され，その精査および定期フォロー中にIPMNとは離れた部位に膵癌（IPMN併存膵癌）が発見された（図4）．

4．まとめ

膵癌早期診断のためには無症状期での発見が重要であり，健診の腹部USは重要な手掛かりとなる．健診施設と専門機関が連携してより迅速に診断することが，膵癌の治療成績向上につながると考えられる．

〈深澤光晴・依田芳起〉

3 山梨県の実践

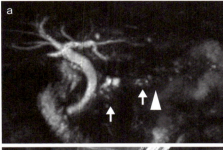
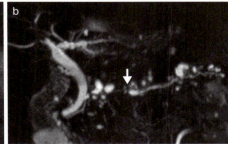
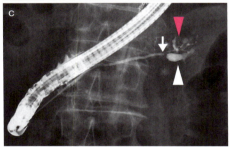

図4 病診連携により発見された膵上皮内癌例
a：人間ドックの腹部USで膵嚢胞を指摘．MRCPで膵頭部に15mm大の多房性嚢胞性病変（↑）を認める．体尾部には5mm以下の小嚢胞を多数認めるが，膵管拡張は認めない（▲）．
b：2年後のMRCP．膵頭部の嚢胞性病変は前回と変化ないが，膵体部主膵管に限局的な狭窄（↑），尾側膵管の拡張を認める．
c：膵管造影：膵体部に限局的な狭窄（↑）を認め，尾側膵管の拡張（▲）と分枝膵管拡張（▲）がみられる．本例は手術の結果，膵上皮内癌であった．

文　献

1) Egawa S et al. Japan Pancreatic Cancer Registry；30th Year Anniversary Japan Pancreas Society. Pancreas. 2012；41（7）：985-992
2) 日本膵臓学会膵癌診療ガイドライン改訂委員会（編）．膵癌診療ガイドライン2016年版．金原出版．2016
3) 深澤光晴ほか．膵癌早期発見を目指す地域連携．肝胆膵．2013；66（2）：277-284

第4章　膵癌早期診断に向けての病診連携の取り組み

4 岸和田葛城プロジェクト

1. 岸和田市における膵癌の現状

　2014年11月より，当院を基幹病院とした地域連携システムによる早期膵癌発見プロジェクト（岸和田葛城プロジェクト）を開始した．本プロジェクトの開始前に岸和田市における膵癌の現状を調査したところ，2012年の岸和田市の人口200,391人（約20万人）あたり，1年間の死亡者数は1,974人（約2,000人），そのうち，悪性腫瘍関連死数の割合は約30％（583人）であった．悪性腫瘍の部位別の死亡者数では膵癌は5位であり，当時の全国と同程度であった（2015年の悪性腫瘍の部位別死亡数順位では，膵癌は4位）．しかしながら，10万人あたりの悪性腫瘍関連死数の割合を岸和田市と全国とで比較してみると，膵癌は肺癌，肝癌および乳癌と同様に岸和田市で多い傾向であった（図1）．

　当院および岸和田市民病院と岸和田徳洲会病院の協力の下，2013年11月から2014年12月までの1年間に3施設で経験した膵癌54症例の膵癌ステージの割合を検討したところ，Stage I：2％，Stage II：2％，Stage III：12％，Stage IVa：21％，Stage IVb：63％であり（膵癌取扱い規約 第6版の進行度分類），全国と同程度であったが，依然としてStage I早期膵癌の割合は低いことがわかった（図2）．以上のことより，早期ステージ膵癌の発見率を向上させることで，岸和田市の膵癌の予後（長期生存率）を改善できると考えた．

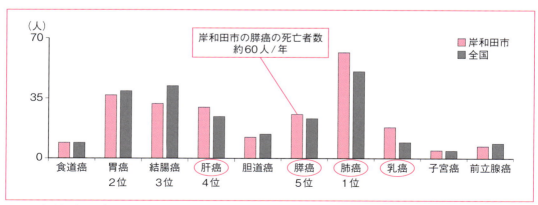

図1　部位別のがん死亡者数の全国と岸和田市の比較（人口10万人あたり1年間の死亡数　2012年度）
（岸和田医師会新年会総会「岸和田市の膵癌予後向上を目的とした地域連携システムの試み」，2014より引用）

4 岸和田葛城プロジェクト

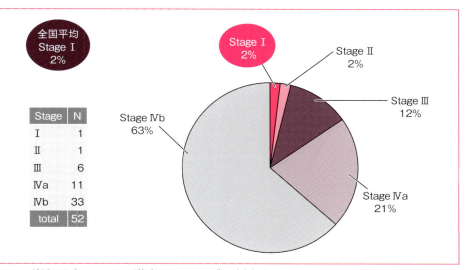

図2 岸和田市における膵癌のステージの割合（2013年11月〜2014年12月，岸和田市民病院・岸和田徳洲会病院・葛城病院）
【膵癌データ提供】
岸和田市民病院消化器内科・奥山俊介先生，岸和田徳洲会病院消化器内科・滝原浩守先生
（岸和田医師会新年会総会「岸和田市の膵癌予後向上を目的とした地域連携システムの試み」，2014より引用）

2. 早期膵癌発見のための3本の矢

「早期膵癌を拾い上げるためのチェックリスト」，「病診連携」，「EUSとMRI（MRCP）」の3つを「3本の矢」とし，早期膵癌発見のための骨子とした．

a. 早期膵癌を拾い上げるためのチェックリスト

今後も膵癌は増加していくと予想されており[1]，膵臓専門医以外の一般医も活用できる方法が必要と考えられた．そこで，一般医も膵癌が拾い上げできるような「早期膵癌を拾い上げるためのチェックリスト」が必要と考え，膵癌診療ガイドライン2013年版を参考に，当院独自の「早期膵癌を拾い上げるためのチェックリスト」を作成した（図3）[2]．

b. 病診連携

近年，早期膵癌を高率に拾い上げるための診療所と基幹病院の病診間での連携は診断率の向上に成果を上げている．岸和田市の早期膵癌の診断率を向上するためには，岸和田市においても病診連携システムの構築が必要と考えられた[3]．

第4章 膵癌早期診断に向けての病診連携の取り組み

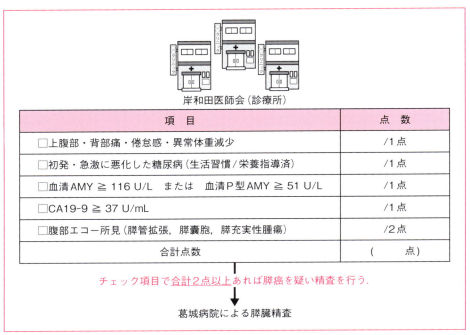

図3 岸和田葛城プロジェクトの「早期膵癌を拾い上げるためのチェックリスト」
AMY：amylase（アミラーゼ）

c. EUSとMRI/MRCP

　EUSによる膵癌の存在診断は，腹部USや造影MDCTなどのほかの画像診断と比較すると高感度の描出能を有しており，小膵癌の検出には必須の検査法と考えられる[4]．MRCPは造影MDCTと異なり短期間の繰り返しの検査でもX線被曝がなく，膵癌の間接所見の描出においてMRCPが造影MDCTに比べ優れていること，また，MRCPでの膵管の描出能をERCPと比較した試験においては感度および特異度に有意差が認められないが，低侵襲であることを理由にMRCPを推奨する報告がある[5]．以上より，これから小膵癌の拾い上げを行うには，EUSとMRCPが重要な検査となると考えられる．

3. 岸和田葛城プロジェクトの概要（図4）

　「岸和田葛城プロジェクト」は岸和田市の診療所を含めた連携施設（現在42施設）と葛城病院を基幹病院とし，岸和田市の病診連携間での膵癌早期診断の取り組みである．「早期膵癌を拾い上げるためのチェックリスト」の5項目について，腹痛や背部痛などの有症状，糖尿病新規発症または糖尿病増悪，血清アミラーゼまたは膵型アミラーゼ高値，血清CA19-9高値の各項目を1点，腹部US

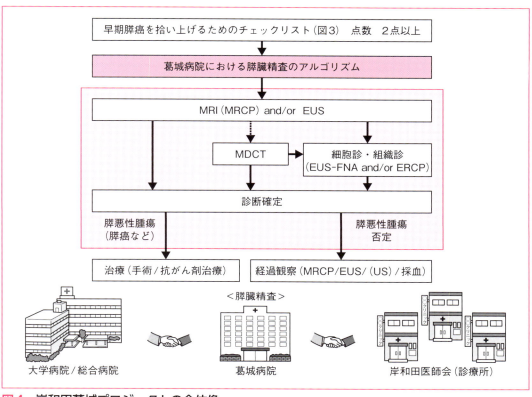

図4 岸和田葛城プロジェクトの全体像

所見(直接および間接所見:膵管≧2.5mm,膵管狭窄または膵嚢胞)の項目を2点とし,それらの合計2点以上を,膵癌疑いとした.膵癌疑い症例は,当院においてMRCPとEUSで精査を行う.細胞診/組織診断が必要な場合は,EUS-FNAまたはERCPを行う.MRCPやEUSでの診断が困難な場合や膵癌の進行度(Stage)を評価する場合は,造影MDCTを行い,専門的な治療が必要と判断された場合は大学または総合病院に紹介する.膵癌治療後の再発や膵癌の発見時点で積極的な治療ができない症例は,当院と診療所とで連携を取りながら加療を行っている.経過観察の症例や精査で腫瘍性病変を認めなかった場合でも,基幹病院と連携施設が連携し,最低でも6ヵ月に1回の経過観察を行っている(図4).

4.「岸和田葛城プロジェクト」実現へ向けて

本プロジェクトの準備は数ヵ月前より行っていた.筆者の地元が岸和田であり,研修を岸和田市民病院で行ったこと,父親のクリニックを手伝っていたこ

第4章　膵癌早期診断に向けての病診連携の取り組み

ともあり，岸和田市医師会の先生方には以前より多少の面識があったこと，岸和田の土地柄かもしれないが，大半の医師会の先生方には本プロジェクトの啓発活動に温かく耳を傾けていただくことができた．

とはいえ，いざ開始するとなると，本プロジェクト実現に向けてはいくつか乗り越えるべき課題があった．まず，本プロジェクトの開始直前に筆者が正式に岸和田市医師会会員となったため，医師会の先生方から筆者自身の信頼を得ることが最も重要な課題として挙げられた．次いで，本プロジェクトの周知や，積極的に協力いただくための環境作りも重要な課題であったので，以下の取り組みを行った．

1) 岸和田市医師会の学術委員会の会合のほか，大小を問わず岸和田市医師会主催の研究会と後の懇親会に積極的に参加した．
2) プロジェクト開始前に近隣の岸和田市内の診療所を対象に説明会を開催した（合計3回）．
3) 学術委員長にお願いして岸和田市医師会総会での講演（「病診連携の取り組みによる早期膵癌発見の重要性」や「EUSおよびMRCPの有用性」について）を行っていただき，その内容を岸和田市医師会雑誌に寄稿した．
4) 当院のホームページ内に本プロジェクトの資料や各種検査の申し込み用紙などのダウンロード項目を作成したり，平成27年度大阪府医師会医学研究奨励賞助成を得たことなど，本プロジェクトに関連する情報を記載した．
5) ①膵癌早期拾い上げのための説明用紙，②膵癌を拾い上げるためのチェックリスト，③診療情報提供書，④MRCP依頼用紙，を作成した．
6) 紹介状の返事に，膵癌関連の情報を同封させていただいた．
7) 岸和田市民にも本プロジェクトの必要性を周知させるべく，規模は小さいものの当院での定期的な市民公開講座を行った．

5. 岸和田葛城プロジェクトの進捗状況

TNM分類（UICC 7th）でStage 0〜ⅡBまでを早期ステージ膵癌，Stage Ⅲ〜Ⅳを進行膵癌とした．2014年11月から2017年8月までに，42の診療所から352例が膵癌疑い症例として登録/紹介され，33例（9.4％）が膵癌，275例（78.1％）がその他の胆膵疾患，44例（12.5％）が異常を認めなかった．また，膵癌の内訳は早期ステージ膵癌が14例（42.4％），進行膵癌が19例（57.6％）であった．早期膵癌を拾い上げるためのチェックリストの平均は，進行ステージ膵癌グループ（3.9±0.9点）と早期膵癌グループ（3.1±1.9点）の2群間では有意

差を認めなかったが，それら2グループは膵癌以外の疾患グループ（2.1±0.4点）と比べ有意に高値であった．早期ステージ膵癌を登録した22の連携施設（自院内科を含む）のうち，17例は内科の診療所であったが，5例は内科以外の診療所（外科，泌尿器科および整形外科）であった[6]．

6. 今後の課題と展望

現在ご協力いただいている先生方とともに，引き続き当院で「岸和田葛城プロジェクト」を行い，症例の蓄積と「早期膵癌を拾い上げるためのチェックリスト」を含めたプロジェクトの定期的な見直しを行いたいと思っている．今後，連携施設や基幹病院として参加施設数が増加した際は，それらの診療所や基幹病院と協力して多施設で「岸和田早期膵癌プロジェクト」を企画し，岸和田市民の膵癌予後向上に寄与できればと考えている．

深 謝

岸和田市におけるプロジェクト立ち上げに関してご指導いただいた，JA尾道総合病院消化器内科・花田敬士先生，EUS導入をご快諾・即時導入いただいた葛城病院・大植睦理事長，岸和田市医師会新春講演会の演者として推薦にご快諾いただいた岸和田市医師会学術委員および理事の高松正剛先生，前田和男先生，谷口勝先生，清水智之先生，岸和田市民病院・小切匡史院長および岸和田市医師会会長・久禮三子雄先生に深謝申し上げる．

（坂本洋城）

文献

1) Rahib L et al. Projecting cancer incidence and deaths to 2030：the unexpected burden of thyroid, liver, and pancreas cancers in the United States. Cancer Res. 2014；74(11)：2913-2921
2) 日本膵臓学会膵臓診療ガイドライン改訂委員会（編）．科学的根拠に基づく膵癌診療ガイドライン 2013年版．金原出版，2013
3) Hanada K et al. Diagnostic strategies for early pancreatic cancer. J Gastroenterol. 2015；50(2)：147-154
4) 坂本洋城ほか．1cm以下小膵癌の診断のためのアプローチ―各種画像診断の比較―．胆と膵．2009；30(4)：335-341
5) Adamek HE et al. Pancreatic cancer detection with magnetic resonance cholangiopancreatography and endoscopic retrograde cholangiopancreatography：a prospective controlled study. Lancet. 2000；356(9225)：190-193
6) Sakamoto H et al. A social program for the early detection of pancreatic cancer：The Kishiwada Katsuragi project. Oncology 2017；93 Suppl 1：89-97

索　引

欧文索引

adenoma-carcinoma sequence　xx
CA19-9　34, 39
CEA　39
CT　56
de novo carcinoma　xx
DUPAN-2　39
ENPD　79
ERCP　79
EUS　70
EUS-FNA　74, 83
IPMN　xx, 18, 36, 48, 64
MCN　17
MRI（MRCP）　62, 85
PanIN　22
Peutz-Jeghers症候群　12
SCN　16
SPACE　79
SPan-1　39

和文索引

あ行

遺伝性膵炎　11, 36
遺伝性乳癌卵巣癌症候群　12
遺伝性非ポリポーシス大腸癌　12
飲酒　14
大阪市北部早期膵癌プロジェクト　112
尾道市医師会膵癌早期診断プロジェクト　106

か行

画像検査の膵癌診断能　28
家族性異型多発母斑黒色腫症候群　12
家族性大腸ポリポーシス　12
家族歴　36
岸和田葛城プロジェクト　120
喫煙　14
急性膵炎　35, 47
血液検査　38
血中アミラーゼ　38
口径不同　70, 79
高周波プローブ　52
高周波リニアプローブ　42
コンベックス型　70
コンベックス型プローブ　42

さ行

主膵管径　44
腫瘍マーカー　34, 39
小膵癌　44, 71
迅速病理診断　74
膵萎縮　56, 63, 70
膵液細胞診　83
膵管拡張　44, 46, 56, 70, 79
膵管狭窄　46, 70, 79
膵癌死亡数・死亡率　4
膵癌診療ガイドライン　27
膵管内乳頭粘液性腫瘍　xx, 18, 36, 48, 64
膵癌における遺伝子異常　22
膵癌における生殖細胞性変異　24
膵癌の疫学　2
膵癌の危険因子　9
膵癌罹患数・罹患率　2
膵癌を疑う病態　47
膵癌を示唆する臨床徴候　34
膵酵素　38
膵脂肪変性　63
膵腫瘍の組織型分類　3
膵腫瘤　47, 56
膵漿液性嚢胞腫瘍　16
膵上皮内癌　xx, 29
膵上皮内腫瘍性病変　22
膵精密US　50
膵粘液性嚢胞腫瘍　17
膵嚢胞　44, 46, 56, 62
膵嚢胞性病変　16, 36
膵描出マニュアル　52
造影US　54
早期膵癌を拾い上げるためのチェックリスト　122

た行

糖尿病　12, 35, 40
特殊型膵癌　72

索 引

な行
尿中アミラーゼ　39
囊胞性病変　79

は行
肥満　13
腹部US　42

ま行
慢性膵炎　13, 36, 47

や行
山梨県の実践　116

ら行
ラジアル型　70

|検印省略|

膵癌早期診断実践ガイド

定価（本体 4,000円 + 税）

2018年4月1日　第1版　第1刷発行

編　者　花田　敬士（はなだ　けいじ）
発行者　浅井　麻紀
発行所　株式会社 文光堂
　　　　〒113-0033　東京都文京区本郷7-2-7
　　　　TEL（03）3813-5478（営業）
　　　　　（03）3813-5411（編集）

ⓒ花田敬士, 2018　　　　　　　　　　印刷・製本：真興社

乱丁，落丁の際はお取り替えいたします．
ISBN978-4-8306-2103-1　　　　　　　　Printed in Japan

・本書の複製権，翻訳権・翻案権，上映権，譲渡権，公衆送信権（送信可能化権を含む），二次的著作物の利用に関する原著作者の権利は，株式会社文光堂が保有します．
・本書を無断で複製する行為（コピー，スキャン，デジタルデータ化など）は，私的使用のための複製など著作権法上の限られた例外を除き禁じられています．大学，病院，企業などにおいて，業務上使用する目的で上記の行為を行うことは，使用範囲が内部に限られるものであっても私的使用には該当せず，違法です．また私的使用に該当する場合であっても，代行業者等の第三者に依頼して上記の行為を行うことは違法となります．

|JCOPY|〈出版者著作権管理機構　委託出版物〉
本書を複製される場合は，そのつど事前に出版者著作権管理機構（電話 03-3513-6969，FAX 03-3513-6979，e-mail：info@jcopy.or.jp）の許諾を得てください．